足部按摩可以調節體內
五臟六腑、疏通經脈、行氣活血，
足部反射區全圖解，輕鬆消除身體疾病。

奇效足部按摩

國內足部按摩之父
吳若石神父 推薦

李宏義 ◎著

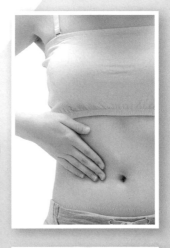

按出體內
自癒力！
疼痛立即消！

我與吳神父的結緣

記得多年前在書局看到吳神父的回憶錄《知足常樂》一書，瞭解吳神父成長過程，以及對台灣腳底按摩的貢獻，深受感動，當下我立即驅車前往台東長濱去拜訪吳神父，第一次見到吳神父，被他那一口流利的台語嚇了一跳，標準的口音實在讓我很難聯想到他是瑞士來的傳教士，親切的笑容和熱情，讓我對他留下深刻的印象，也讓我愛上長濱！

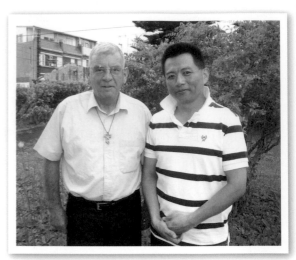

作者與吳神父合影

吳若石神父1970年8月來到台灣從事宣教的工作，就定居在台東長濱鄉天主堂，因為台灣潮濕的氣候，使得原本有風濕和關節炎的吳神父，因為習慣性的疼痛，所以每天晚上都遲遲無法入睡，只能暫時使用止痛藥，雖然遍尋了中西醫的治療，但可惜病情一直無法好轉，直到遇上同是瑞士籍的薛弘道修士，送給吳神父瑪莎葳護士所寫的《足部反射區健康法》一書，吳神父開始認真的研究，也在自己的腳底「腎臟反應區」以及相關得器官反應區反覆持續的按摩，幾星期後，長期的風濕痛及關節炎竟然不藥而癒，吳神父就開始推廣足部按摩，一開始先為教會有病痛的會友按摩，沒想到效果非常的明顯，名聲逐漸傳開，來自各地的人潮蜂擁而至，以腳治病的消息就廣為宣傳開來，所以才有今天腳底按摩之父──吳若石神父。

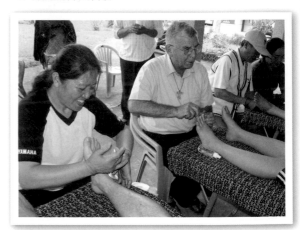

吳神父示範新足部健康法的操作手法

長濱──這個純樸可愛的鄉鎮，著名的「八仙洞」和大家都耳熟能詳的「長濱文化」（台灣唯一已發現的舊石器時代遺址）就座落在此！週末午後，陣陣海風吹來，空氣中彌漫著大海的氣息，儘管我已多次拜訪此地，但還是讓人有種心曠神怡的感覺！台東長濱天主堂是吳若石神父在台灣落腳之處，古老建築的天主堂外，躺椅上坐著從外

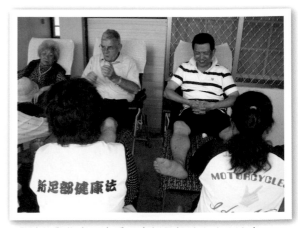

吳神父與作者正享受正宗新足部健康法的按摩

地來的訪客，他們開著數小時的車程前來，就是希望能感受到最道地正宗的腳底按摩！這次已不知道是第幾次前往長濱，每逢星期三和星期六的下午，正是長濱天主堂腳底按摩的時刻，許許多多在地和外地的人民，都會前往長濱天主堂做腳底按摩，這邊的原住民師傅都已跟隨在吳若石神父身邊工作多年，像是張秋妹女士，已有二十一年的腳底按摩經驗了！當初只是因為自己本身有長期偏頭痛和腸胃不適的毛病，自從透過吳神父腳底按摩調理後，毛病也因此自癒了。讓她深深感動，也願意透過這樣的自然療法去幫助更多人獲得健康！

他們都傳承了吳神父的最道地及最準確的按摩手法，因為吳神父新足部健康法有別於市面上傳統的腳底按摩，更能深入且準確的按到反應區，效果也會更有效，如果對腳底按摩有興趣的朋友，不妨假日到長濱鄉走走，順便來長濱天主堂看看吳神父吧！

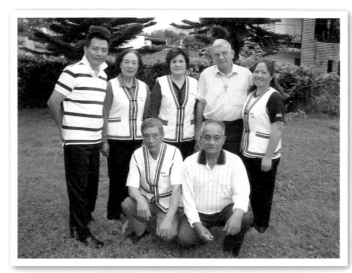

作者與吳神父和原住民師傅合影留念
後排左二 張秋妹　　後排左三 宋阿妹　　後排右─ 吳若石神父
後排右一 李玉英　　前排左一 石世俊

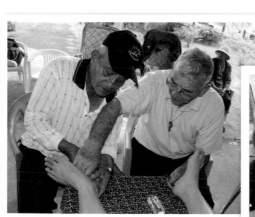

吳神父親自指導授課

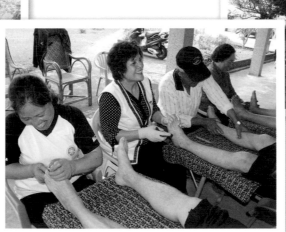

天性開朗的原住民師傅以樂觀助人的態度為客人服務

長濱天主堂純樸的風景

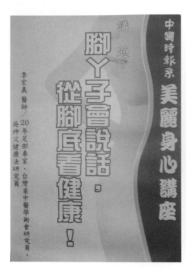
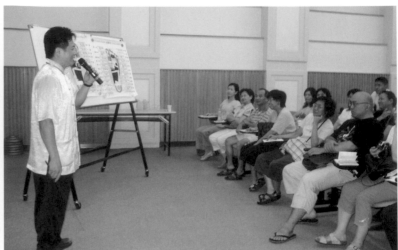

作者受邀至中國時報傳授腳底按摩課程

【腳底按摩的好處】

腳底是人體五臟六腑的縮影,透過腳底反應區的按摩可以活化五臟六腑器官的細胞,提升人體的抗病能力,達到保健治療的效果。

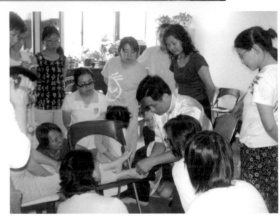

婆婆媽媽學會腳底按摩讓全家健康有保障,可以省下許多醫藥費。

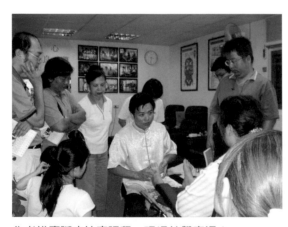

作者推廣腳底按摩課程,現場教學實況!

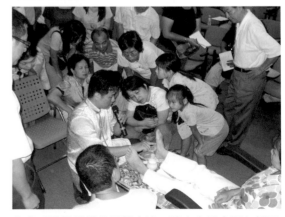

作者以簡單易懂的教學方法,讓大人及小朋友都可以輕鬆學會保健按摩,照顧家人健康!

【按摩棒使用説明】

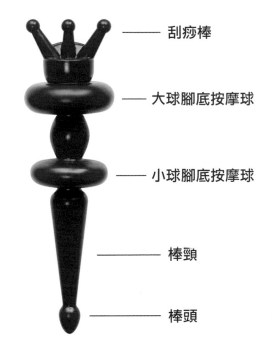

刮痧棒

大球腳底按摩球

小球腳底按摩球

棒頸

棒頭

懶人棒是經由多年實務經驗以及符合人體工學所研發設計的產品，好拿、省力、方便又輕鬆，並且能準確深入全身穴道、經絡、淋巴、肌肉紋理、骨縫以及足部每個細微反應區，並做最有效的按摩，其功能性與便利性遠勝於一般的按摩棒。

懶人棒主要由三種結構所組成 ──
1. 按摩棒有棒頭和棒頸。
2. 中間有足部按摩的大球和小球。
3. 刮痧棒是由三支小棒球所組成。

**如此精心設計，是要讓您省錢又方便，
一支就能讓您搞定健康，不用花大錢！**

懶人棒可以用在身體各個部位，包括頭部、臉部、頸部、肩部、胸乳部、腹部、背部、腰部、臀部、大腿、小腿、足部、手臂、手掌等部位。例如使用在臉部，則可以有美容刮痧、緊緻膚質的效果；用在頭部，則可以有提神醒腦、活化髮根細胞，防止掉髮；用在胸乳部，則可以強化胸管淋巴、腋下淋巴，加強免疫力。按摩乳房四周的穴道，可以有豐胸的效果；用在腹部，可以排宿便、解便祕、瘦小腹；用在足部，可以治療五臟六腑所產生的疾病，益氣升陽，理氣血，調百脈，致中和。

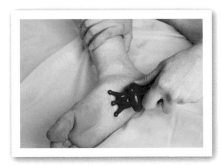

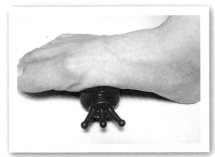

最自然的養生保健方法

　　這十多年來我一直都很用心在研究中醫醫學和足部按摩對身心健康的幫助，努力提倡最自然的養生保健方法，避免不必要的藥物和針劑對身體造成的毒害，教導人們如何利用簡單有效的方法來激發身體的自癒力。運用簡單和有效的調理方法，讓內臟器官自己重新積極活動起來改善功能不佳的部分器官，杜絕存在已久病痛。慢慢地、漸漸地讓身體和心靈回到健康的軌道上，讓許久不曾讓家人感受到笑容重新回到臉上。

　　生活在現代社會中的人們，日常生活步調快，工作壓力大，對於身體發出不適的警訊，都刻意予以忽視或自我安慰沒什麼大不了，除非到了會影響日常起居和工作的嚴重地步，否則能拖就拖，能忍就忍，忍一下，過了就沒事，這種對健康輕忽的態度，反而對身體帶來更大的傷害。有一位知名的健康管理專家莊淑旂博士曾語重心長地說：「對一個沒生病的人，你再怎麼告訴他，自我健康管理的重要性，通常都是聽不進去的。如果自己對健康認知的心態與生活習慣還是不肯改變，醫生所能幫得上的忙、能做的治療，其實是很有限的。」

　　我們體內與生俱來擁有一套細胞自我修復與再生的機制，即自癒力。例如我們不小心割傷、跌倒擦傷，我們並不需要做複雜的處理，身體首先即會自動釋放大量的白血球阻止外界的細菌侵入體內，命令血小板防止血液持續外流，並且發出組織修復的動員令，不用多久，受傷的地方就會恢復到原來一模一樣。所以，任何的臟腑、四肢肌肉組織損傷，只要將身體自癒力加以開啟，提供足夠的氣血能量、營養物質，加上放鬆的身心，在沒有壓力下，自然會很快將身體完整的修復。

　　身體持續發出警告，不斷的產生痠痛、反覆的生病、便祕、肥胖、心情沮喪，你都置之不理，時間久了，大腦也麻木了，不再對你發出警告，你卻誤認為疼痛的地方不再痛了，以為病自己好了，是身體的自癒力將它治好了，其實不是，反而是更大的傷害正在進行中。這是對自癒力的誤解導致必須面臨更嚴重的後果，例如有一位中年女性經常感到腰痠、腰痛，只要用手將痠痛的部位拍一拍、搥一搥，痠痛的感覺就消失了，以為這是人老了自然產生的老毛病，只要發作就用老方法處理。有一天做家事突然尿失禁，心裡非常恐慌，去醫院做檢查，發現泌尿系統受到細菌感染，原因是反覆發病的慢性腎炎所引起的。

　　和朋友談起關於身體保健、保養和遇病治病的問題，她說就算感覺自己身體的健康即將受到威脅，也不知該如何事先預防？即使健康出現問題，也不知該如何自救？對於這一個看法深表認同。除了認同之外，也想將在多年的臨床實證和教學中累積的經驗及方法來與人分享，不僅可以當下改善身體的不適狀況，還能預防疾病或不良狀態的擴散，若能長期持之以恆的做，不只能夠快速改善身體的健康，也能改變體質，讓人更不容易生病，即使不幸生病了，症狀也比較輕微，比其他人更快、更容易復原。

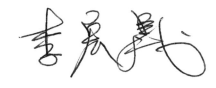

目錄 CONTENTS

目錄 CONTENTS

備註：本書所使用油類為一般潤滑即可，若沒有油品亦可使用乳液替代。

◎足部病理—**右腳底**—反應區及相關病症◎

松果體
功效：失眠、生理時鐘失調、睡眠障礙

額竇
功效：眼睛乾澀、眼睛疲勞、頭暈、頭痛、腦中風、鼻竇炎

眼睛
功效：近視、砂眼、眼睛乾澀、眼睛疲勞

斜方肌
功效：背痠、背部抽痛、肩膀痠痛、五十肩

肺
功效：感冒、咳嗽、肺癌、肺結核、肺水腫、肺氣腫

上肢
功效：臂膀痠痛、上肢無力、臂神經叢麻痺

肝
功效：肝炎、黃疸、肝硬化、脂肪肝、肝腫大、肝功能異常

膽
功效：脂肪代謝異常、黃疸、膽結石、膽囊炎、膽道癌

大腦
功效：頭暈、頭痛、失眠、腦震盪、高血壓、腦中風、腦性麻痺

腦垂體
功效：多尿症、情緒不穩、幫助睡眠、內分泌失調（如甲狀腺、副甲狀腺、腎上腺、胰腺、性腺等）

鼻
功效：鼻癌、鼻炎、鼻塞、嗅覺異常、過敏性鼻炎

頸部
功效：高血壓、頸部扭傷、頸部痠痛、頸部僵硬

甲狀腺
功效：失眠、情緒不穩、甲狀腺炎、甲狀腺癌、新陳代謝功能異常、甲狀腺機能亢進症、甲狀腺機能低下症

胃（右）
功效：嘔吐、胃痛、胃癌、胃下垂、胃脹氣、胃潰瘍、胃痙攣、胃酸過多

幽門
功效：嘔吐、脹氣、胃潰瘍

胰臟頭
功效：糖尿病、胰臟炎、胰臟癌、新陳代謝等疾病

腹腔神經叢
功效：打嗝、脹氣、腹瀉、神經性腸胃炎、消除緊張、減輕精神壓力

十二指腸（右）
功效：腹痛、腹脹、膽結石、消化不良、食欲不振、十二指腸潰瘍、脹氣

上行結腸
功效：腹脹、腹瀉、便祕、大腸癌

迴腸瓣膜
功效：腹瀉、便祕、腸炎、迴腸瓣膜閉鎖不全

盲腸
功效：闌尾炎、慢性盲腸炎、下腹部脹氣

◎足部病理—**左腳底**—反應區及相關病症◎

副甲狀腺
功效：失眠、腎結石、肌肉痙攣、食欲不振、骨質疏鬆、副甲狀腺機能亢進症、副甲狀腺機能低下症

氣管食道
功效：吞嚥障礙、咳嗽、氣喘、感冒、氣管炎喉嚨痛

賁門
功效：打嗝、嘔吐、胃酸、胃痛、胃口不佳

胃（左）
功效：胃癌、胃炎、胃痛、胃潰瘍、胃酸

胰臟（左）
功效：血糖失衡、糖尿病、胰臟炎、胰臟癌、胰臟囊腫

十二指腸（左）
功效：腹痛、腹脹、消化不良、十二指腸潰瘍

橫行結腸
功效：腹瀉、便祕、腹痛、結腸發炎

輸尿管
功效：腎積水、輸尿管結石、泌尿系統異常

小腸
功效：腹痛、小腸炎、消化不良、營養吸收不良、腹瀉

膀胱
功效：腎炎、膀胱炎、膀胱結石、膀胱下垂

小腦
功效：腦中風、頭暈、頭痛、高血壓、平衡障礙運動神經障礙

太陽穴
功效：聽覺、嗅覺、味覺、偏頭痛、三叉神經麻痺

耳朵
功效：重聽、耳鳴、暈眩、中耳炎

肩關節
功效：肩膀痠痛、五十肩、手臂無力

心臟
功效：心肌炎、心律不整、心臟無力、冠狀動脈硬化、心肌梗塞

腎上腺
功效：發燒、發炎、過敏、消除壓力、心律不整、風濕性關節炎、腎上腺皮質衰弱症

腎臟
功效：腎炎、腎癌、腎結石、尿毒症

脾臟
功效：發燒、炎症、貧血、腹瀉、脾腫大、食欲不振、免疫功能失調

下行結腸
功效：腹瀉、便祕、大腸癌、結腸發炎

乙狀結腸
功效：腹瀉、便祕、大腸癌、結腸發炎

尾骨
功效：腰痛、臀痛、坐骨神經痛

骨盆腔內器官
功效：經痛、坐骨神經痛、骨盆腔內發炎、腸沾黏、更年期障礙

肛門（直腸）
功效：便祕、脫肛、痔瘡、腹脹

11

◎足部病理—**腳內側**—反應區及相關病症◎

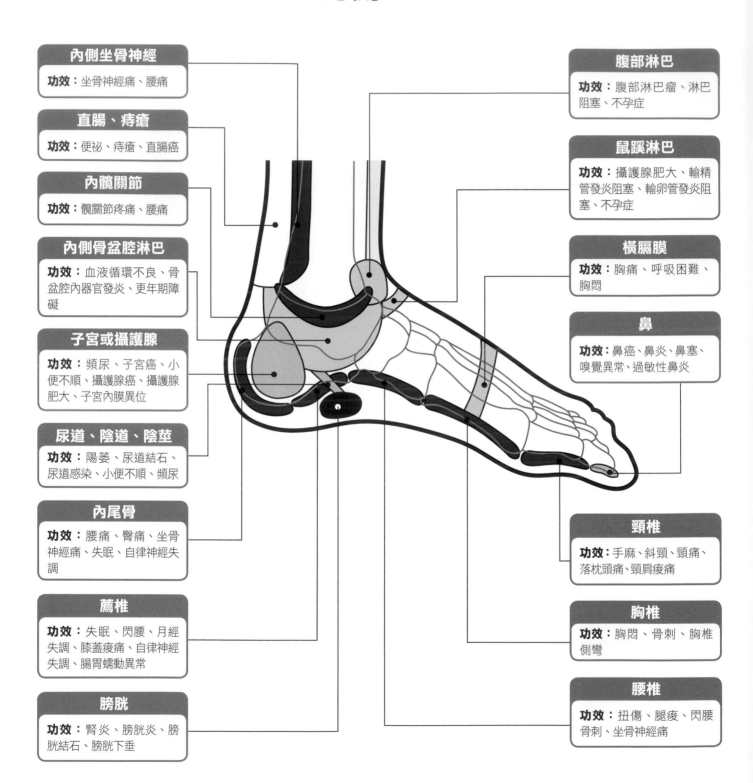

內側坐骨神經
功效：坐骨神經痛、腰痛

直腸、痔瘡
功效：便祕、痔瘡、直腸癌

內髖關節
功效：髖關節疼痛、腰痛

內側骨盆腔淋巴
功效：血液循環不良、骨盆腔內器官發炎、更年期障礙

子宮或攝護腺
功效：頻尿、子宮癌、小便不順、攝護腺癌、攝護腺肥大、子宮內膜異位

尿道、陰道、陰莖
功效：陽萎、尿道結石、尿道感染、小便不順、頻尿

內尾骨
功效：腰痛、臀痛、坐骨神經痛、失眠、自律神經失調

薦椎
功效：失眠、閃腰、月經失調、膝蓋痠痛、自律神經失調、腸胃蠕動異常

膀胱
功效：腎炎、膀胱炎、膀胱結石、膀胱下垂

腹部淋巴
功效：腹部淋巴瘤、淋巴阻塞、不孕症

鼠蹊淋巴
功效：攝護腺肥大、輸精管發炎阻塞、輸卵管發炎阻塞、不孕症

橫膈膜
功效：胸痛、呼吸困難、胸悶

鼻
功效：鼻癌、鼻炎、鼻塞、嗅覺異常、過敏性鼻炎

頸椎
功效：手麻、斜頸、頸痛、落枕頭痛、頸肩痠痛

胸椎
功效：胸悶、骨刺、胸椎側彎

腰椎
功效：扭傷、腿痠、閃腰、骨刺、坐骨神經痛

◎足部病理—**腳外側**—反應區及相關病症◎

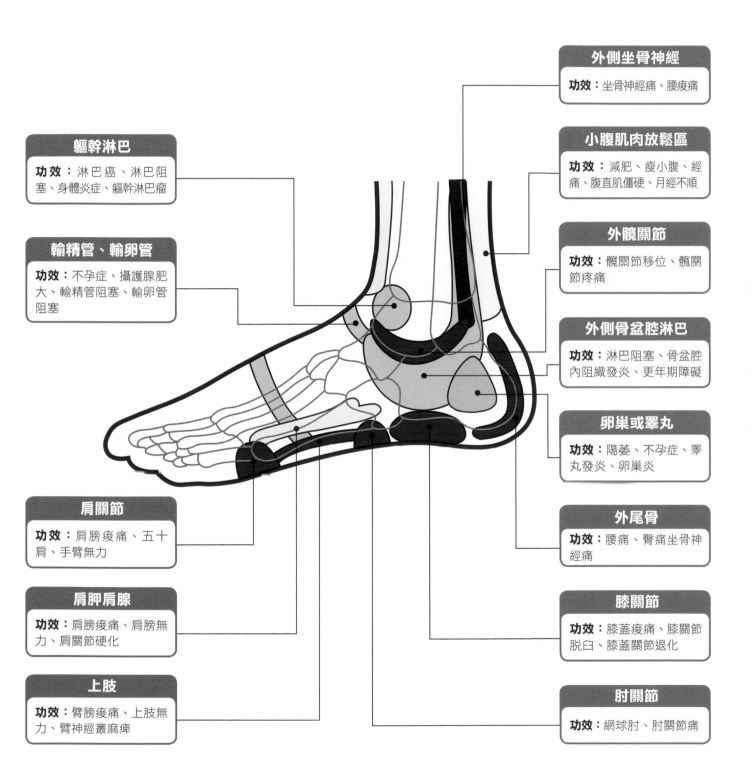

外側坐骨神經
功效：坐骨神經痛、腰痠痛

小腹肌肉放鬆區
功效：減肥、瘦小腹、經痛、腹直肌僵硬、月經不順

外髖關節
功效：髖關節移位、髖關節疼痛

外側骨盆腔淋巴
功效：淋巴阻塞、骨盆腔內阻織發炎、更年期障礙

卵巢或睪丸
功效：陽萎、不孕症、睪丸發炎、卵巢炎

外尾骨
功效：腰痛、臀痛坐骨神經痛

膝關節
功效：膝蓋痠痛、膝關節脫臼、膝蓋關節退化

肘關節
功效：網球肘、肘關節痛

軀幹淋巴
功效：淋巴癌、淋巴阻塞、身體炎症、軀幹淋巴瘤

輸精管、輸卵管
功效：不孕症、攝護腺肥大、輸精管阻塞、輸卵管阻塞

肩關節
功效：肩膀痠痛、五十肩、手臂無力

肩胛肩腺
功效：肩膀痠痛、肩膀無力、肩關節硬化

上肢
功效：臂膀痠痛、上肢無力、臂神經叢麻痺

13

◎足部病理—**腳背**—反應區及相關病症◎

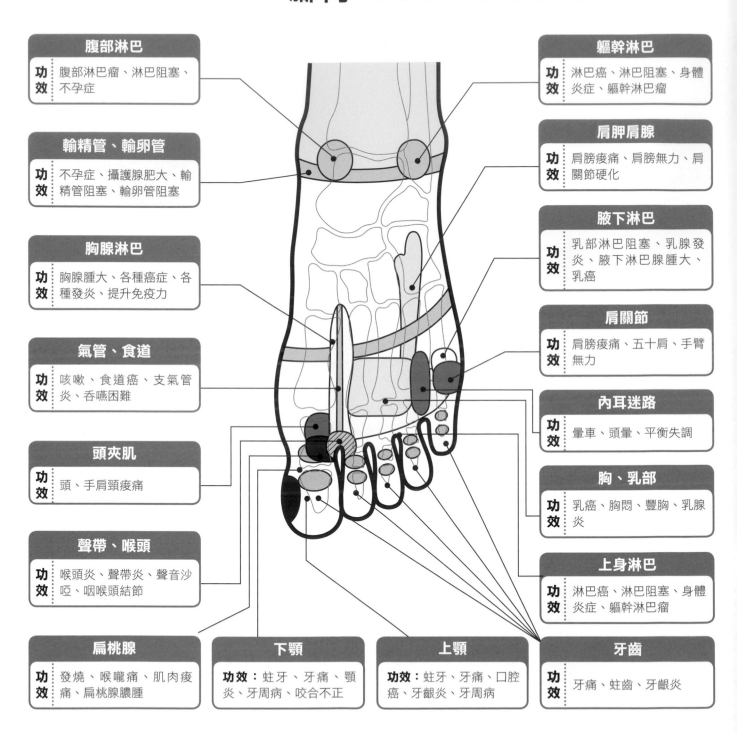

腹部淋巴
功效：腹部淋巴瘤、淋巴阻塞、不孕症

輸精管、輸卵管
功效：不孕症、攝護腺肥大、輸精管阻塞、輸卵管阻塞

胸腺淋巴
功效：胸腺腫大、各種癌症、各種發炎、提升免疫力

氣管、食道
功效：咳嗽、食道癌、支氣管炎、吞嚥困難

頭夾肌
功效：頭、手肩頸痠痛

聲帶、喉頭
功效：喉頭炎、聲帶炎、聲音沙啞、咽喉頭結節

扁桃腺
功效：發燒、喉嚨痛、肌肉痠痛、扁桃腺膿腫

下顎
功效：蛀牙、牙痛、顎炎、牙周病、咬合不正

上顎
功效：蛀牙、牙痛、口腔癌、牙齦炎、牙周病

軀幹淋巴
功效：淋巴癌、淋巴阻塞、身體炎症、軀幹淋巴瘤

肩胛肩腺
功效：肩膀痠痛、肩膀無力、肩關節硬化

腋下淋巴
功效：乳部淋巴阻塞、乳腺發炎、腋下淋巴腺腫大、乳癌

肩關節
功效：肩膀痠痛、五十肩、手臂無力

內耳迷路
功效：暈車、頭暈、平衡失調

胸、乳部
功效：乳癌、胸悶、豐胸、乳腺炎

上身淋巴
功效：淋巴癌、淋巴阻塞、身體炎症、軀幹淋巴瘤

牙齒
功效：牙痛、蛀齒、牙齦炎

PART 1
足部按摩篇

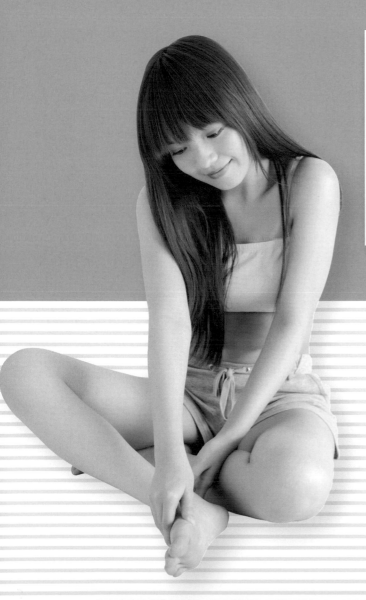

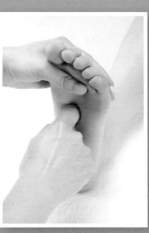

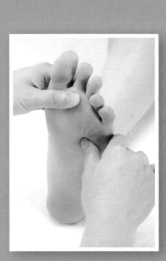

一、什麼是「足部按摩」？

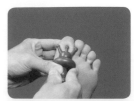

足部按摩是一種最理想的養生保健方法，它簡單易學，效果快速，不用藥物，不用針劑，隨時隨地都可以進行，只要靠著雙手就可以將身體上的痛苦解除。

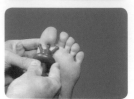

身體各個器官在足部都有同名器官的反應區，對這些器官的反應區按摩，經由神經、體液、經絡、血液循環作用來調整身體的器官功能，達到有病治病，預防強身的目的。

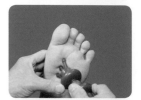

足部按摩可以增加免疫力，提高對抗疾病的能力，即使生病也可迅速恢復健康，每次按摩時可以對足部反應區進行全面的按摩刺激，也可以在病痛部位做重點按摩，在按摩時予以加強按摩刺激，提高效果，縮短療程。

足部按摩簡史

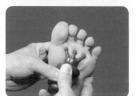

《黃帝內經》的足心篇對足部按摩曾有論述，稱之為「觀趾法」。

《史記》中也有記載一些在黃帝時期為人摸足治病的名醫。如，俞跗。

隋唐時期的書籍《摩訶止觀》論養生中也有談及「意守足」的養生法。

東漢名醫華陀在其《華陀祕笈》中也很重視足部導引術，研究足部的按摩方法，稱為「足心道」。

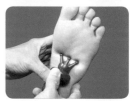

在四千年前的埃及的金字塔中有一幅奴隸為國王按摩足部的壁畫。

足部按摩的範圍

足部按摩是以膝蓋以下的小腿部、足踝和足掌，不包含膝關節為按摩的範圍。概分為足內側、足外側、足背側和足底部。

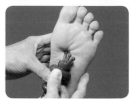

足部按摩的原理和作用

調整陰陽平衡

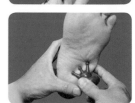

人體是一個整體的系統，器官與器官之間必須協同一致才能完成工作，如有一方表現太過或不足，則無法順利達成目的。如交感神經和副交感神經不平衡，即為陰陽不平衡。當交感神經過於興奮在身體上的表現為心跳加快、血壓升高、免疫功能受到抑制等症狀，容易有高血壓、糖尿病、失眠、心臟病或自身免疫不全等疾病。

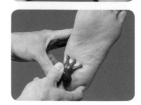

足部按摩對身體器官有雙向調整的功能，按摩足部反應區，可以功能

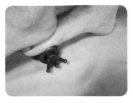

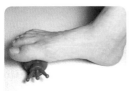

過高者予以抑制，功能不足者予以提高，使器官與器官的功能走向平衡，幫助身體恢復正常。

疏經通絡

經絡系統溝通表裡，貫穿上下，網絡全身臟腑器官。足部與臟腑之間的連結，也是靠著經絡聯繫。貫穿足部的經絡有足陽明胃經、足少陽膽經、足太陽膀胱經、足太陰脾經、足厥陰肝經、足少陰腎經等共六條經脈，更布滿許多的腧穴和奇穴。其中有許多穴道和反應區的位置是一致的。按摩足部可以幫助器官氣血能量運行，舒筋活血、平衡臟腑陰陽，調整身體機能達到扶正祛邪的效果。

神經反射

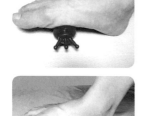

足部按摩刺激神經感應細胞將訊息傳向大腦和器官本身，這是一種非意識性的神經反射調節動作。例如治療胃的問題，按摩胃部反應區，此時透過神經反射調整胃臟器官，首先經由脊髓神經系統，再到腹腔神經系統的內臟神經，命令副交感神經提升功能，使胃的血流量增加，解除痙攣緊張狀態，舒緩不適的感覺。

改善血液循環

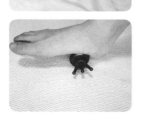

血液循環系統由血管與心臟組成。血液循環系統把營養精微物質和氧氣運送到全身各器官組識，經過微循環交換後，再把組織細胞的代謝廢物和二氧化碳送到腎臟、肺臟和皮膚等器官排出體外。

足部位於身體最低處，離心臟最遠，血液回流速度最慢，很容易將血液中的廢物積存在足部反應區。此病理反應物在足部反應區做異常刺激，長時間下來可能引發相關反應區器官的病變。足部按摩可以使血管擴張，血流量變大，血液回流加快，改善足部的血液循環，局部改變整體，進一步影響全身的血液循環。

全息生物學

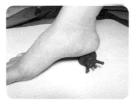

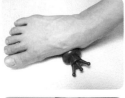

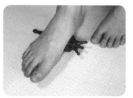

全息胚理論是大陸的知名學者張穎清教授創立的學說。根據全息胚的理論，我們可以把足部看成是全身的一個縮影，足部的每個反應區都與同名相對應的器官有著相似的生物特性。假如身體的某一個器官有病痛時，必定會在與器官同名的反應區有所反應，因而我們可以根據反應區的變化，來判斷相對應器官的病症。全息胚理論應用在足部按摩上不僅可以幫助我們診斷疾病，更可以對症治療病痛。

二、初識足部結構

足部骨骼分布、方位認識

（一）認識足部方位（兩腳合併腳骨頭）

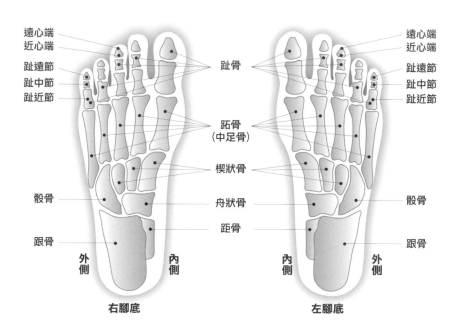

（二）足部解剖結構概述

　　為了得到更好的足部按摩效果，需要對足部骨骼的排列方式與足部反應區的關聯性加以認識。足部的方位，依照解剖學的規定為：足趾在前，足跟在後，足底在下，足背在上，大拇趾側稱內側，小趾側稱外側，足底與地面的高度稱為足弓，足和小腿之間構成踝關節。足底又叫足掌拓面，足掌拓面是腳底由前向後分為掌趾前部、足心和足跟。

　　人的雙足各有26塊骨頭，可分為趾骨、跖骨（又稱蹠骨）和跗骨三部分，關節則有33個。

　　足部骨骼結構，簡單說明如下：

(1)趾骨：足趾部共有14塊趾骨頭，包括大拇趾的近節趾骨和遠節趾骨，以及第2趾、第2趾、第4趾和第5趾的近節趾骨、中節趾骨和遠節趾骨。每塊趾骨又分為近心端和遠心端。

(2)跖骨：跖骨亦稱蹠骨，共有5塊跖骨，分為第1跖骨、第2跖骨、第3跖骨、第4跖骨和第5跖骨，共同構成腳底的足心部。每塊跖骨又可分為近心端和遠心端。

(3)跗骨：跗骨部共有 7 塊骨頭，包含有距骨、跟骨、舟狀骨、立方骨和第1楔骨、第2楔骨以及第3楔骨等共同構成。

三、足部按摩的手法和技巧

足部按摩的基本手法

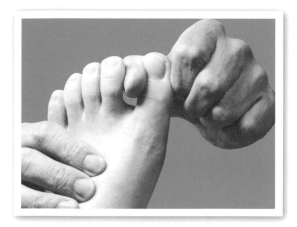

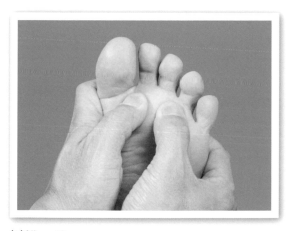

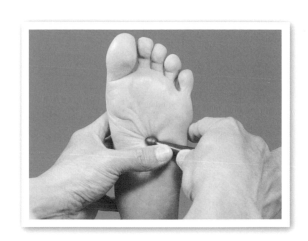

(1)摳　法

　　大拇指固定做支點，食指彎曲，利用食指第1、第2關節側面摳壓於反應區位置，施力向上摳拉。

(2)扣壓法

　　大拇指關節彎曲扣壓在反應區位置，其餘四指扣住腳背或做支點，拇指施力向下或向上扣壓。

(3)推　法

　　大拇指指腹放於反應區位置，其餘四指扣住腳背或做支點，拇指腹施力做單向推動（使用按摩棒時，右手持按摩棒，將按摩棒頭放於反應區位置，左手大拇指按壓棒頭施力，沿著骨骼肌肉走向，重而慢，一重一輕的推動）。

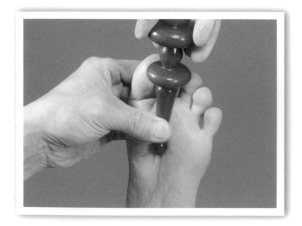

⑷扣拉法

　　使用按摩棒時，右手持按摩棒，將按摩
棒頭放於反應區位置，左手大拇指按壓
棒頭施力，沿著骨骼肌肉走向，向上或
向下扣拉。

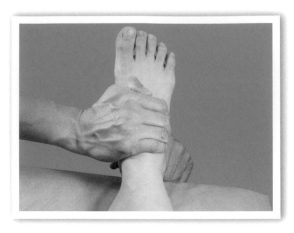

⑸摩　法

　　可以用大拇指、手掌、掌心、掌根、掌
側，以緩慢而輕柔的力道，沿著肌肉紋
理摩擦腳背或相關的反應區。

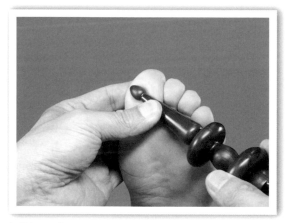

⑹滾　法

　　適用於腳趾頭反應區的操作，右手持按
摩棒，將棒頭放於大拇指指頭反應區的
位置上，左手大拇指按壓棒頭施力，右
手持按摩棒緩慢向前滾動，力道的操作
要注意。

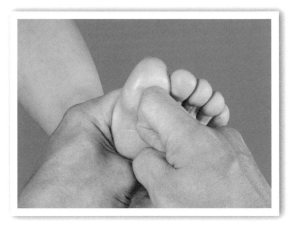

⑺點壓法

　　將食指第1和第2食指間關節彎曲扣
緊，其餘三指握拳，大拇指靠於食指末
節上，以食指指間關節為施力點，點壓
足部反應區的位置。

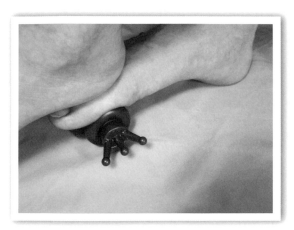

使用按摩球點壓法

將按摩球放在腳底大拇指反應區的位置上，定點逐漸施加力道，直到有點疼痛為止，然後輕放以一壓一放的方式做點壓按摩，可鋪設短毛地毯以增加摩擦力。

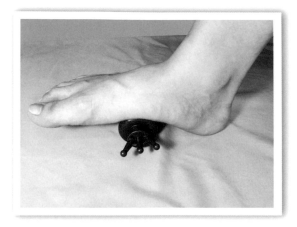

使用按摩球壓滾法

將按摩球放置腳底、腳內側或腳外側反應區的位置，用壓滾法一重一輕的前後壓滾，可鋪放短毛地毯以增加摩擦力，滾動時感覺特別疼痛，即代表其反應區相對器官功能低落，如多加按摩，等到疼痛減輕，相對應器官的機能就會提升達到保健治療的效果，腳底按摩不求人，省錢又有效！

【懶人按摩手法】

1. 大部分的反應區按摩是由上而下或者由下而上，並沒有一定的要求，只要您的反應區的位置準確並且力道控制得宜。（讓被按摩者或自己DIY感覺到最舒服的刺激，您就成功了！每個反應區最有效的刺激大約6至10次）

2. 使用按摩球棒或徒手按摩刺激反應區時，要有一定的頻率，像是以一重一輕或者是定點點壓一壓一放節拍式的按摩刺激，就可以讓您達到最有效的治療效果（頻率以心跳作為參考）。即是所謂「虛則補之，實則瀉之，緩摩為補，急摩為瀉」

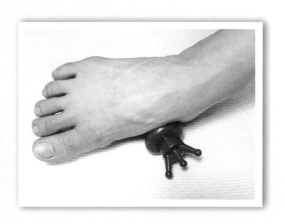

　　備註：使用按摩球（可鋪設在短毛地毯以增加摩擦力）

【足部按摩注意事項】

(1)操作者雙手必須保持乾淨，指甲必須剪短，以防傷害被按摩者的皮膚。

(2)為了使足部按摩的效果更為顯著，應先瞭解足部的方位、反應區位置圖和自己的足部形狀，才能確實掌握到按摩區域和力道，達到最好的效果。

(3)舒暢的心情可提高按摩的效果。建議您先把環境整理一下，譬如點上自己喜歡的精油，讓自己心情愉快放鬆，再進行足部按摩，保證可收事半功倍的效果。

(4)進行足部按摩後，需喝溫開水300毫升至五500毫升，可讓身體的毒素與廢物藉由腎臟的代謝排出體外。嚴重的腎臟病、水腫患者，喝水要適量，不要喝太多水，避免增加腎臟的負擔。

(5)按摩中如有某些部位較敏感疼痛，即代表該部位的相對應器官機能較弱或功能低下，持續的按摩能提升機能，使其恢復正常。

(6)孕婦（尤其是容易流產的人）避免按摩子宮、卵巢和尾骨的反應區，因為容易引起子宮過度收縮。輕柔的按摩可促進下肢血液循環，使靜脈回流正常，消除下肢腫脹。

(7)按摩時，力道應由輕到重。每個人的耐痛程度不同，需要自我調整力道，不可過重，以避免皮下組織受傷、瘀血、骨膜發炎等症狀。

(8)有香港腳、皮膚病或傷口的人，為了避免傷口感染使病情惡化，應施予治療後才進行足部按摩。

(9)家有長期慢性病的患者，要加以耐心開導、細心照顧及持續不斷地進行足部按摩，一定能有意想不到的效果。

【足部按摩後的反應】

(1)改善睡眠品質，能深沉入睡。一覺醒來，就可感到體力充沛、充滿活力的展開一天的工作，這是最幸福的人。

(2)胃口變好、食欲增加，那是身體機能的需要，能量補充以提升免疫系統功能，不會發胖，因為相對的新陳代謝功能會提升，加速燃燒脂肪，排除體內毒素。

(3)排尿的次數增加，顏色會變深、變臭，也會出現明顯的沉澱物，這些都是排毒的好現象。

(4)排氣、大便的次數增加，味道會更臭，這些是腸胃蠕動的反應，是把體內毒素與廢物排出體外的良好現象。

(5)感到口乾、舌燥，需要補充適量的水分，這是生理機能自然調節的好現象。

(6)人會興奮、睡不著，這是身體多餘能量的燃燒、身體機能提升的可喜現象，經過幾次的按摩後，就能安然入睡。

(7)長期處於壓力、疲勞、或抵抗力差的人會出現疲倦、昏昏欲睡的現象，這是因為身體免疫系統在提升所產生出睡眠因子，強迫身體休息，好讓身體機能恢復正常。不用害怕，持續按摩，就能改善。

(8)長期咳嗽、支氣管功能不佳者，會有鼻黏膜分泌物及眼屎增加，這是身體在排毒的正常反應。持之以恆的按摩，症狀一定會改善。

(9)婦女病患者出現白帶增加、異味加重，這是正常反應；如嚴重者，則需找婦產科醫生做進一步檢查。

(10)全身痠痛、原有舊疾的地方會更不舒服，這是打通全身氣血、經絡循環所引起的現象，不用害怕，持續的按摩，絕對能改善症狀。

【足部按摩問與答】

Q1 足部按摩的優點是什麼？

A：足部按摩是一種不吃藥、不打針、安全、簡單易學、方便、省錢、任何人都能做，且絕無任何副作用的物理治療保健法。

Q2 足部按摩的功用是什麼？

A：足部按摩是一種透過足部相對應反應區的按摩，以使神經、體液能自動調節，有促進血液循環、加強新陳代謝、增強免疫系統、暢通經絡循行、調和氣血、排除毒素、強化全身的生理功能等功用。

Q3 足部按摩與其他療法有衝突嗎？

A：沒有任何衝突。任何正統正確的民俗療法或中西醫的治療都值得我們去推崇，不過需要由經驗豐富的老師來指導或操作，以確保自身的安全與療效。足部按摩搭配其他療法進行治療，對病情的康復有相輔相成的效果。

Q4 進行足部按摩時越痛表示越有效嗎？

A：不是。足部按摩是透過神經、體液的傳導來調整臟腑機能。只要能刺激到正確的反應區的位置就會有一定的效果。

每個人的痛閾不一，對疼痛的承受度不同，需因人而異，不能一概而論。對於一些慢性疾病的患者，因其氣虛，需以輕柔的按摩法，補其元氣，即所謂「虛則補之，實則瀉之」。

Q5 做一次足部按摩需要多少時間？

A：保健與治療均需持之以恆，不是一蹴可幾。施行足部按摩，原則上不限時間，任何時間、任何地點都可進行。每天按摩30至40分鐘就能達到保健效果。若需治療症狀，則要在疾病器官反應區及其相關反應區多做按摩，可一天數次。

【足部按摩問與答】

Q6 做足部按摩後，有些人會感到精神奕奕，有些人會感到疲勞、想睡覺，這是正常現象嗎？

A：當新陳代謝加速、細胞活化使身體多餘的能量燃燒時，人會感到興奮、體力充沛、睡眠減少，人就會感到精神奕奕。

當免疫系統在提升時，免疫細胞會吞噬和清除病菌，此過程中免疫系統會產生睡眠因子，使人入睡，強迫身體休息，好讓身體機能恢復正常，人就會感到疲勞、想睡覺。這些都是身體自然調整的好現象。

Q7 經常做足部按摩可以增強記憶力嗎？

A：足部按摩可以增進頭部各腦葉的血液循環，增加供氧氣和營養物質的吸收，可以提升腦神經細胞相互聯結，增強記憶力並能預防腦神經細胞退化，防止老人癡呆。

Q8 為何進行足部按摩後，尿液、大便顏色較深，且氣味較濃、較臭是為什麼？

A：這是正常現象，因為身體的血液循環系統、淋巴系統、新陳代謝系統都得到有效的改善，使體內的有毒物質排出體外。

Q9 做足部按摩治療疾病，多久會好？

A：這必須依個人體質、病情、病症、病史、年紀而異。如急性病症，一次或幾次的按摩即可改善。如為慢性病症者，除了要有正常的生活作息、均衡的營養和適度的運動外，持續的做足部按摩，病情一定能得到控制與改善。

Q10 做足部按摩有年齡的限制嗎？

A：沒有，男女老少都可使用。對小孩能促進食欲、幫助腸胃吸收、提升免疫力、預防感冒等效果；對婦女能促進新陳代謝、排除毒素，達到美容養顏等效果；對老年人能活化細胞、防止老化，達到保健治療等效果。

四、足部反應區的位置

足部反應區在足部的排列規則

足部反應區在足部排列的位置是依據全息胚和神經反射學理論，人體器官在足部的特定部位有一定規律的排列規則，這個規則與人體器官的分布排列位置是一致的。

將雙足併在一起，將人體器官從上往下排列，看起來就像是一個屈膝坐著的人。雙腳的大拇趾合併起來，就是人的頭部，和其他四趾合起來有大腦、小腦、腦下垂體、顳葉、扁桃腺、頸椎、眼睛、耳、鼻、上下顎、牙齒等器官反應區。

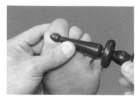 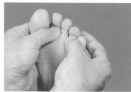 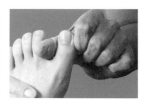 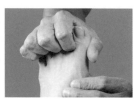

再將腳掌底分為上、中、下三部分，腳底上部位置屬於胸腔部位，有心臟、肺臟、斜方肌、甲狀腺、副甲狀腺、氣管、食道、胸腺淋巴、胸乳部、胸椎等器官反應區。

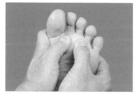 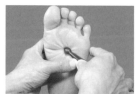 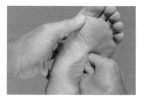 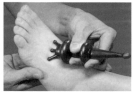

中間部位屬於上腹部，有賁門、胃、幽門、小腸、大腸、肝、膽（右腳）、脾（左腳）、腎、腎上腺、胰臟、腰椎、薦椎等器官反應區。

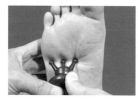 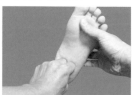 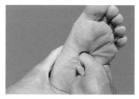 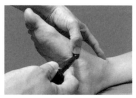

下端部分即腳跟的地方，有子宮、卵巢、攝護腺、膀胱、尿道、陰道、直腸肛門、小腸、蘭尾、迴盲瓣膜、尾骨等器官反應區。

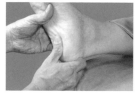 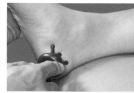 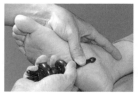 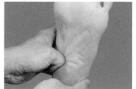

腳內側足弓的位置，是完整的脊椎反應區，由頸椎、胸椎、腰椎、薦椎和尾骨組成。
腳外側自上而下有肩關節、上肢、肩胛肩腺、肘關節、膝關節等器官反應區。

大腦

解剖成人大腦重量約1300公克至1400公克之間。大腦包含有100兆個腦神經細胞，大腦縱剖面分成左右兩半球，兩半球之間以一束粗大的神經纖維相連結，稱為胼胝體。

大腦控制和管理身體內臟活動、軀體運動、調節溫度、視覺、聽覺、嗅覺以及語言能力、記憶力、學習能力、判斷力、情緒表達和意識活動等高層次的運作活動。

適用症

腦中風、高血壓、低血壓、腦性麻痺、發燒、憂鬱症、躁鬱症、阿茲海默症、腦瘤、神經衰弱、神志不清、頭痛、

足部反應區位置

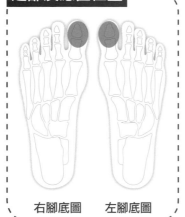

右腳底圖　　左腳底圖

雙腳腳掌拇趾趾腹全部。左腦腦半球的反應區在右腳上，右腦腦半球的反應區在左腳上。

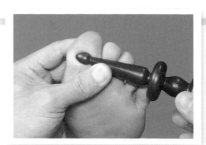

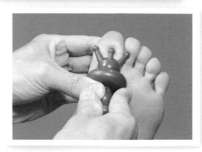

按摩手法

按摩棒不沾油使用五線滾法或點壓法。

松果體

松果體是腦中的內分泌腺體，位於腦部中央附近，介於兩個人腦半球之間，負責製造褪黑激素。它可以舒解精神壓力、調節生物時鐘、提高睡眠品質、強化免疫功能、抵抗病菌侵入……等功效。

適用症

憂鬱症、躁鬱症、阿茲海默症、神經衰弱、失眠、更年期、內分泌失調等。

足部反應區位置

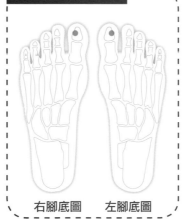

右腳底圖　　左腳底圖

位於腳底拇趾趾腹中間上方偏腳外側的部位，在腦下垂體、額竇和太陽穴三個反應區之間。

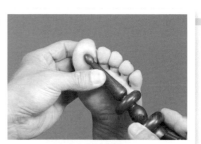

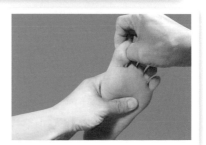

按摩手法

按摩棒不沾油使用五線滾法或點壓法；或徒手使用扣壓法。

額竇

位於頭部前顱骨內,即前額。前額與鼻腔相通,以中膈分為左右兩部分,可調節空氣進出。

適用症

過敏性鼻炎、鼻竇炎,頭痛,頭暈,中風、失眠、眼睛疲勞、中耳炎、流鼻水、感冒、鼻子過敏等疾病。

足部反應區位置

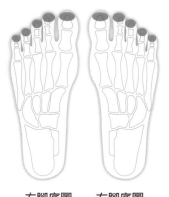

右腳底圖　　左腳底圖

雙腳的十個腳趾頭的趾腹上端。右邊額竇在左腳上,左邊額竇在右腳上。

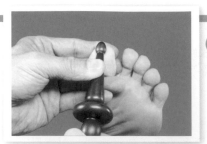

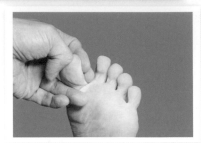

按摩手法

按摩棒不沾油使用扇形三線滾法(由內而外);或徒手使用扣壓法。

眼睛

眼睛接收外界光波的刺激,由眼睛的視神經轉換為神經脈衝,透過腦部的視神經傳送神經脈衝,在大腦皮質區產生視覺影像,讓我們可以看見多采多姿的世界。

適用症

結膜炎、角膜炎、遠視、近視、散光。眼睛疲勞、老花眼、青光眼、白內障、頭痛、頭暈等。

足部反應區位置

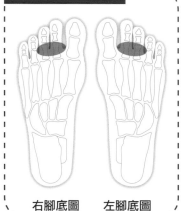

右腳底圖　　左腳底圖

位於雙腳腳底第2趾和第3趾的趾根部,左眼的反應區在右腳上,右眼的反應區在左腳上。

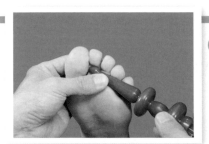

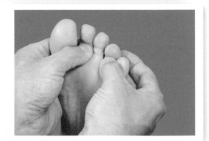

按摩手法

按摩棒不沾油使用滾法;或徒手沾油使用推法或摳法。

斜方肌

斜方肌位於頸部、肩部和上背部，為扁平三角形的肌肉層，左右兩側合起來成為斜方形。斜方形的肌肉層又稱為僧帽肌。

適用症

五十肩、肩頸痠痛、肩周炎、頸椎病、眩暈、手臂無力、手臂痠麻、上背痛、高血壓、落枕等。

足部反應區位置

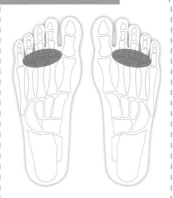

右腳底圖　　左腳底圖

位於雙腳腳底在眼睛和耳朵反應區的下方，大約一根指頭寬的區域。左側的斜方肌在左腳反應區，右側的斜方肌在右腳反應區。

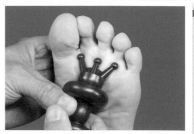

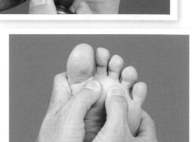

按摩手法

按摩棒使用扣拉法或推法；或徒手使用扣壓法或推法。

肺臟

肺是體內氣體和體外氣體交換的器官，位於胸腔內。左肺有兩葉，右肺有三葉。肺葉富有彈性，吸氣時脹大，呼氣時縮小。支氣管進入肺後，不斷的分支，呈樹狀分支，稱為支氣管樹。其最末端為囊狀的肺泡。肺泡壁很薄，有非常豐富的毛細血管，是肺的氣體交換場所。

適用症

肺炎、哮喘、感冒、咳嗽、肺癌、肺結核、支氣管炎、氣喘、肺水腫、肺氣腫、肺病、胸悶等。

足部反應區位置

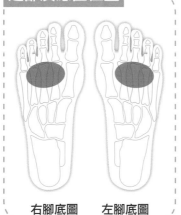

右腳底圖　　左腳底圖

位於雙腳腳底第2、3、4、5蹠骨的上半段和斜方肌反應區下方，所圍成的區域。

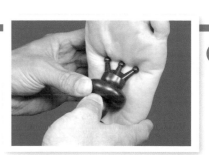

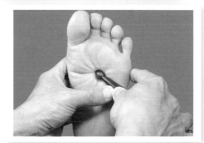

按摩手法

按摩棒使用扣拉法或推法。

上肢

上肢是由肩、腋、上臂、肘、前臂、腕和手，以及由臂神經叢和肌肉組織共同組成的。

足部反應區位置

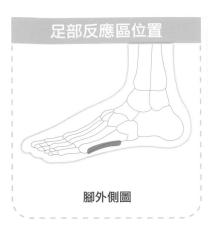

腳外側圖

位於雙腳外側第5蹠骨外側緣骨縫的區域。

適用症

五十肩、肩頸痠痛、肩周炎、頸椎病、手臂無力、手臂痠麻、上背痛、落枕等。

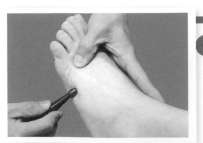

按摩手法

按摩棒沾油順著骨縫使用推法；或徒手使用扣拉法或推法。

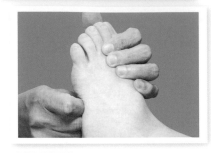

肝臟

肝臟位於右側腹腔上方，橫膈膜下方，是人體最大的內臟器官，肝的重量約為1200公克至1500公克。肝臟是一個化學工廠，具有製造、吸收養分轉化為能量、解毒、排毒、貯臟肝糖、分泌膽汁和幫助消化的功能。

足部反應區位置

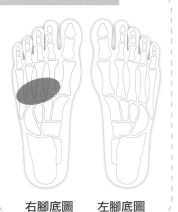

右腳底圖　　**左腳底圖**

位於右腳腳底第2、3、4蹠骨和第5蹠骨之間，在肺的反應區下方。

適用症

肝炎、肝病、肝硬化、黃疸、失眠、脂肪肝、肝腫大、疲勞、嘔吐、反胃、眩暈等。

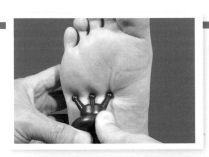

按摩手法

按摩棒使用扣拉法或推法；或徒手使用扣壓法或推法。

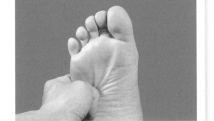

膽囊

　　膽囊位於肝臟右葉下方，為梨形的中空器官，長約7至9公分，寬約2至3公分，主要的功能是貯存和濃縮膽汁，容量約為30至50毫升。膽囊經由膽管將膽汁送到十二指腸，可以幫助食物分解、消化。

適用症

　　黃疸病、消化不良、膽結石、膽囊炎、膽道癌、膽管結石、肋痛、胃炎、肝病、十二指腸潰瘍等。

足部反應區位置

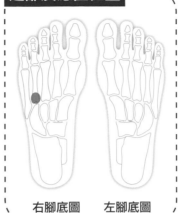

右腳底圖　　左腳底圖

位於右腳腳底第3蹠骨和第4蹠骨間，在肺的反應區下方，與肝臟反應區重疊。

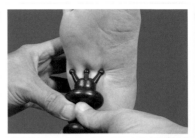

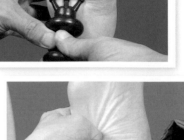

按摩手法

按摩棒使用扣拉法或推法；或徒手使用扣壓法或推法。

上行結腸

　　上行結腸位於右下腹部，沿腹後壁上行到肝下方，向左彎成結腸右曲，接於橫行結腸，長約15公分。能吸收水分、營養物質和運送廢物。

適用症

　　腸躁症、大腸癌、腸炎、便祕、腹瀉、腹脹痛等。

足部反應區位置

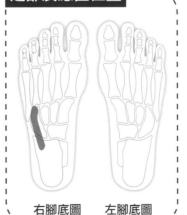

右腳底圖　　左腳底圖

位於右腳腳底自盲腸反應區上行至第5蹠骨關節處的帶狀區域。

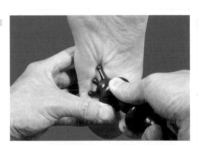

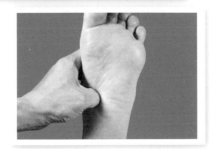

按摩手法

按摩棒使用扣拉法或推法；或徒手使用扣壓法或推法。

迴腸瓣膜

迴盲瓣是小腸進入大腸的門戶，可防止大腸內的東西逆流到小腸，引起感染。

適用症

腹瀉、脹氣、腸炎、強化迴盲瓣功能、幫助消化吸收等。

足部反應區位置

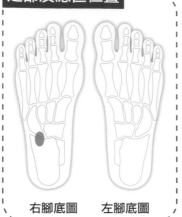

右腳底圖　左腳底圖

位於右腳腳底跟骨前緣靠近外側，在盲腸反應區的上方。

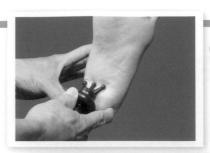

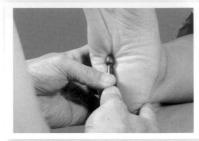

按摩手法

按摩棒使用推法或點壓法；或徒手使用扣壓法或推法。

腦下垂體

腦下垂體位於大腦中間深處部分，四周由蝶骨的骨頭保護著，是身體內部最重要的內分泌腺體，能分泌出多種荷爾蒙，並且具有調整其他內分泌腺分泌活動的功能。

適用症

腦中風、甲狀腺機能亢進、內分泌失調、更年期症候、糖尿病、小兒發育不良、小兒遺尿症、更年期綜合症、遺尿、增高等。

足部反應區位置

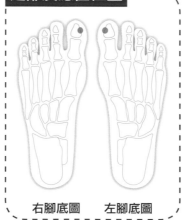

右腳底圖　左腳底圖

位於雙腳腳底大拇趾趾腹中間偏內側的深處。

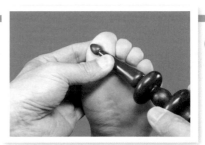

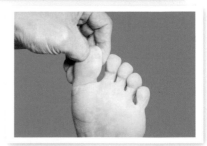

按摩手法

按摩棒不沾油使用滾法；或徒手使用扣壓法或推法。

鼻子

鼻包括外鼻、鼻腔和鼻旁竇三部分。鼻是呼吸系統開始的位置，也是嗅覺器官。外鼻由骨和軟骨做為支架支撐鼻腔，鼻外部由皮膚構成。鼻腔由鼻中隔分為左右兩側鼻腔，內有嗅覺細胞，具有嗅覺功能。鼻旁竇是位於鼻腔周圍與鼻腔相通的含有氣骨腔，共有四對，即上頷竇、額竇、篩竇和蝶竇。

適用症

流鼻水、鼻塞、打噴嚏、鼻竇炎、頭昏、喉嚨炎、鼻子過敏、鼻炎、鼻出血、上呼吸道感染等。

足部反應區位置

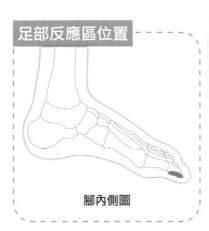

腳內側圖

位於雙腳大拇趾趾腹內側延伸到拇趾趾甲根部的細長區域。左鼻的反應區在右腳上，右鼻的反應區在左腳上。

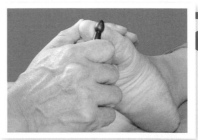

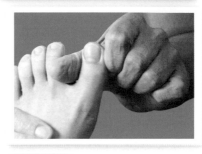

按摩手法

按摩棒使用扣拉法（初學勿使用此手法）；或徒手使用摳法或定點點壓法。

頸部

頸項部是連接頭部和身體之間的重要支撐和通道，內包括有食道、氣管、咽喉、聲帶、頸動脈、脊椎、脊神經、臂叢神經等臟器和神經系統。

適用症

頸部僵硬、頸部痠痛、頸椎病、落枕、高血壓、上背痛、肩部僵硬、頸部僵硬、五十肩、肩周炎等。

足部反應區位置

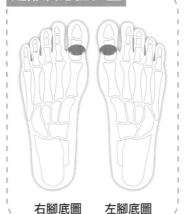

右腳底圖　　左腳底圖

位於雙腳腳底大拇趾趾腹底部橫紋處，右側的頸部反應區在左腳上，左側的頸項反應區在右腳上。

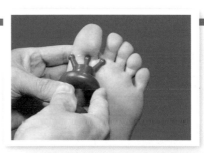

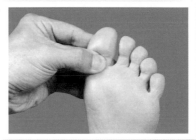

按摩手法

按摩棒沾油使用推法或不沾油用滾法；或徒手沾油使用橫拉法或扣拉法。

甲狀腺

甲狀腺位於頸項前部，在氣管的第2至4節前方，由兩個側葉和一個甲狀腺峽共同組成。甲狀腺功能是分泌甲狀腺荷爾蒙和貯存碘的臟器，主要功能是促進身體的新陳代謝、平衡身體細胞組織的生長、發育。

適用症

甲狀腺機能亢進或低下、甲狀腺腫大、老年癡呆症、新陳代謝障礙、失眠、月經失調、神經衰弱、肥胖症等。

足部反應區位置

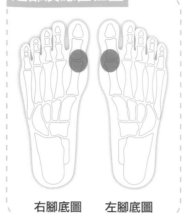

右腳底圖　左腳底圖

位於雙腳腳底第1蹠骨與第2蹠骨之間的上緣，成L形的帶狀區域。

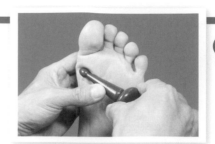

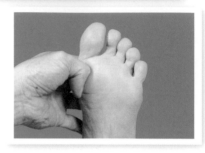

按摩手法

按摩棒沾油由下而上使用推法；或徒手使用扣壓法。

胃

胃位於腹腔上部和左季肋部之間，上由賁門連接食道、下經幽門連結十二指腸。食物由食道通過賁門，進入胃部，與胃液混合均勻，呈食糜狀後，再經由幽門緩緩送入十二指腸內。

適用症

胃痛、嘔吐、胃脹氣、胃悶、胃酸過多或過少、消化不良、急慢性胃炎、胃潰瘍、呃逆、胃痙攣、胃癌、胃下垂、便祕、腸道感染等。

足部反應區位置

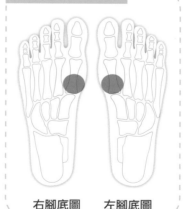

右腳底圖　左腳底圖

位於雙腳腳底第1蹠骨下方大約一拇指寬的區域。（左腳為胃的上半部，右腳為胃的下半部。）

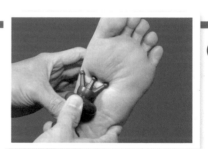

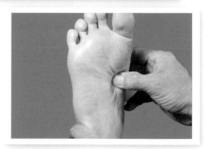

按摩手法

按摩棒使用扣拉法或推法；或徒手使用扣壓法或推法。

幽門

　　幽門是由括約肌和幽門瓣所組成，食物在胃部與胃液混合攪伴後，經幽門將食糜送入十二指腸。

適用症

　　脹氣、十二指腸潰瘍、胃炎、骨潰瘍、幽門桿菌等。

足部反應區位置

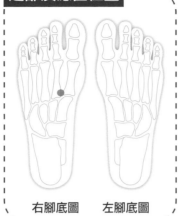

右腳底圖　　左腳底圖

右腳腳底第1和2蹠骨骨縫與在胃與十二指腸之間。

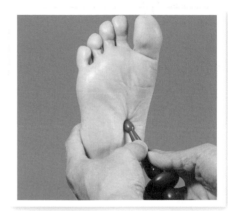

按摩手法

按摩棒使用定點點壓法或扣拉法；或徒手使用定點點壓法（一重一輕的按壓或推法）。

胰臟

　　胰臟位於胃部橫後方，是消化器官，也具有內分泌腺體的功能，一邊緊貼著十二指腸的C形彎曲部位，尾端則接觸到左腎上腺和脾臟。胰臟長約12至15公分，厚約3公分，圓頭扁平細長形。有胰管通十二指腸，分泌消化液，幫助食物消化。

適用症

　　糖尿病、胰臟病、新陳代謝疾病、胰臟囊腫、胰腺炎、黃疸、消化不良、吐酸、胃痛、腹痛、肋痛等。

足部反應區位置

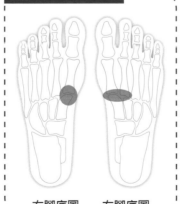

右腳底圖　　左腳底圖

位於雙腳腳底胃反應區與十二指腸反應區相交的區域較深處，形狀扁平細長。左腳反應區為胰體和胰尾，右腳反應區為胰頭。

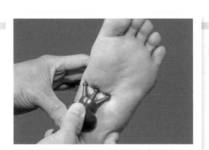

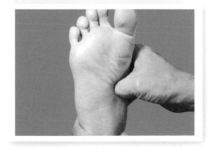

按摩手法

按摩棒使用扣拉法或推法；或徒手使用扣壓法或推法。

腹腔神經叢

　　腹腔神經叢又稱為太陽神經叢，分布於在腹腔器官的周圍，屬於交感神經和副交感神經的分支。主要是支配腹腔的內臟器官活動興奮或低下的功能。

適用症

　　脹氣、胃痛、腹瀉、氣悶、消化不良、噁心、嘔吐、情緒緊張、呃逆、腸痙攣、胃痙攣等。

足部反應區位置

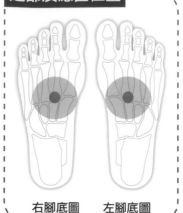

右腳底圖　　左腳底圖

位於雙腳腳底中心，分布在腎臟反應區、脾臟與胃反應區附近所圍成的區域。

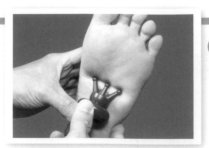

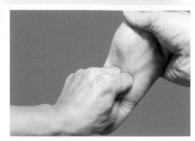

按摩手法

按摩棒使用扣拉法或推法；或徒手使用扣壓法或拇趾趾腹沾油用推法。

十二指腸

　　十二指腸是小腸的起始段，全長約25至30公分，約有十二根指頭的長度。十二指腸上接胃的幽門，下連空腸，形狀呈C字形。

適用症

　　消化不良、十二指腸潰瘍、胃痛、反胃、吐酸、食欲不振、腹痛、腹脹、肝膽病、脹氣等。

足部反應區位置

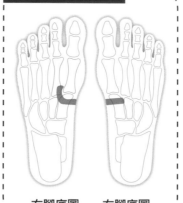

右腳底圖　　左腳底圖

位於雙腳腳底內側第1蹠骨下方，胃反應區的下方。（左腳為十二指腸的下半段，右腳為十二指腸的上半段。）

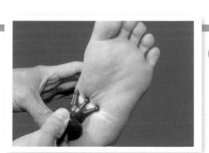

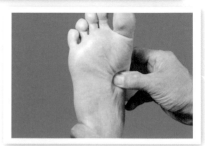

按摩手法

按摩棒使用扣拉法或推法；或徒手使用扣壓法或推法。

盲腸

盲腸位於右下腹部，是大腸的起始端，長約6至9公分，形狀像蚯蚓，又稱為闌尾。

適用症

下腹部脹氣、闌尾炎、腹痛等。

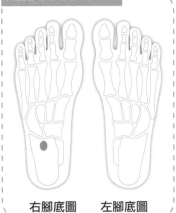

右腳底圖　　左腳底圖

位於右腳腳底跟骨前緣靠近外側，在升結腸的起點處。

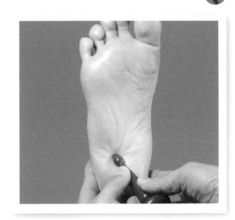

按摩手法

按摩棒使用定點點壓法或扣拉法或推法。

小腦

小腦位於大腦後側的下方，也就是枕葉的下緣。小腦與大腦皮質運動區共同控制肌肉的動作，經出神經系統來調整身體的平衡，保持身體正確的方向和活動。

腦幹上接大腦，下連脊髓。腦幹分為延腦、橋腦、中腦。延腦位於腦的最下側，與脊椎相連接。橋腦位於中腦與延腦之間、中腦是視覺與聽覺的反射中樞，接受來自眼睛和耳朵的訊息。間腦位於大腦與中腦之間，間腦內有第三腦室，包含視丘的腦神經。

適用症

高血壓、呼吸不順、心悸、心律不整、失眠、頭暈、頭痛、腦中風、低血壓、健忘、眩暈等。

足部反應區位置

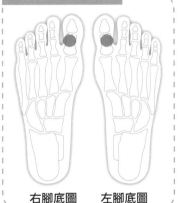

右腳底圖　　左腳底圖

位於雙腳腳底大拇趾腹外側下緣，大拇趾趾腹邊緣半圓處。左側的小腦及腦幹反應區在右腳上，右側的小腦及腦幹反應區在左腳上。

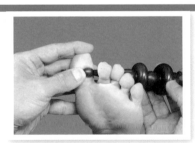

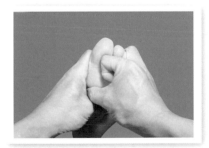

按摩手法

按摩棒不沾油使用五線滾法或點壓法；或徒手使用點壓法或摳法。

副甲狀腺

　　副甲狀腺位於甲狀腺的內側緣，甲狀腺兩側上下各有一個副甲狀腺，形狀與扁豆大小類似。功能有調節體內鈣、磷代謝作用。副甲狀腺荷爾蒙可維持血液中的血鈣平衡。

適用症

　　過敏疾病、支氣管哮喘、肥胖症、痙攣（抽筋）、失眠、嘔吐、噁心、手腳痙攣、低鈣症等。

足部反應區位置

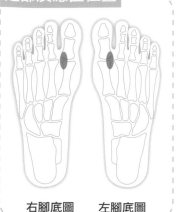

右腳底圖　　左腳底圖

位於雙腳腳掌內側第1蹠骨與第1趾骨關節凹陷處。

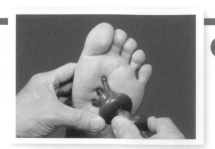

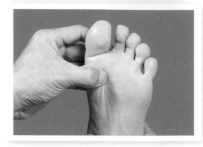

按摩手法

按摩棒使用點壓法或扣拉法；或徒手使用點壓法或深入骨縫使用推法。

氣管・食道

　　氣管上端與喉相連，下端進入胸腔分為左支氣管和右支氣管。氣管具有彈性，為圓筒狀管道。

　　食道，上始於咽喉，下連接於胃的賁門，寬約2公分，長約25公分，是輸送食物的通道，為平滑的肌性組織。

適用症

　　氣管炎、上呼吸道感染、痰、氣喘、肺炎、咳嗽、食道癌等。

足部反應區位置

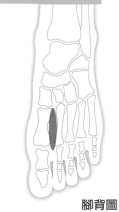

腳背圖

位於雙腳第1和第2蹠骨的趾間帶狀區域，下接賁門反應區。

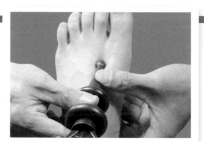

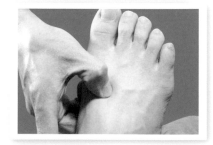

按摩手法

按摩棒沾油使用推法；或徒手使用大拇趾趾尖沾油深入骨縫使用推法。

賁門

賁門由括約肌組成，在食道通往胃的交接處。賁門是胃的上口，有預防胃酸逆流的作用。

適用症

胃痛、嘔吐、胃脹氣、胃悶、消化不良、呃逆等。

足部反應區位置

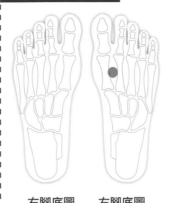

右腳底圖　左腳底圖

位於左腳底第1蹠骨和第2蹠骨之間，在蹠骨中間段的地方。

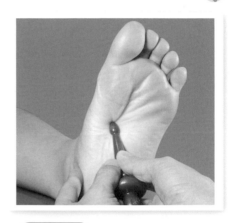

按摩手法

按摩棒使用點壓法或推法；或徒手使用扣壓法或推法。

橫行結腸

橫行結腸起於結腸右曲橫行於上腹部至脾臟附近再轉向下彎成結腸左曲，連接於下行結腸。橫行結腸長約50公分。

適用症

急慢性腸炎、大腸激躁症、腹脹、便祕、大腸癌、腹瀉、腹痛等。

足部反應區位置

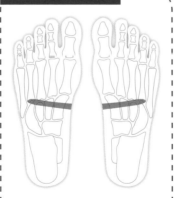

右腳底圖　左腳底圖

位於雙腳腳底第1至第5蹠骨下緣連線，橫跨腳底的帶狀區域。

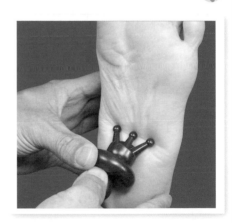

按摩手法

按摩棒使用扣拉法或推法。

輸尿管

　　輸尿管上接腎盂，下接膀胱，身體左右各有一條，為圓管狀的肌性組織，全長大約25至30公分，是從腎臟輸送尿液到膀胱的通道。

足部反應區位置

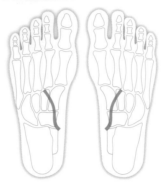

右腳底圖　　左腳底圖

適用症

　　輸尿管結石、尿道炎、膀胱炎、膀胱結石、腎結石、腎炎、尿失禁、輸尿管狹窄、泌尿系統感染等。

從腎臟的下緣，呈弧腺狀至膀胱，為弧腺細帶狀反應區。

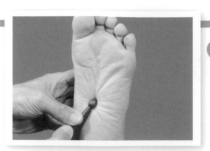

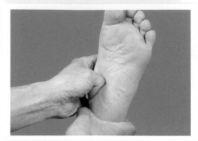

按摩手法

按摩棒使用扣拉法或推法；或徒手使用扣壓法或推法。

小腸

　　小腸是人體食物消化吸收、營養供給的主要臟器。小腸位於腹腔中央的空間，由上自下可分為十二指腸、空腸和迴腸三部分，長約650至750公分。

足部反應區位置

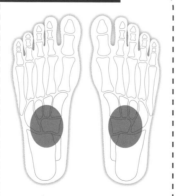

右腳底圖　　左腳底圖

適用症

　　消化不良、胃腸脹氣、胃腸腫瘤、腹瀉、腹痛、腹部悶痛、疲倦、緊張、急慢性腸炎等。

位於雙腳腳底為升結腸、橫結腸、降結腸和乙狀結腸所包圍的區域。

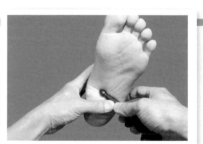

按摩手法

按摩棒使用扣拉法或推法；或徒手做大面積扣壓法或推法。

膀胱

　　膀胱是泌尿系統的一部分，用來暫時存放尿液。膀胱位於骨盆腔內，是一個肌性囊袋狀器官，容量約為300至450毫升，當尿液超過200毫升時會對大腦發出排尿的訊息。

適用症

　　攝護腺炎、攝護腺癌、腎結石、膀胱結石、輸尿管結石、泌尿系統感染、遺尿、攝護腺增生、尿失禁等。

足部反應區位置

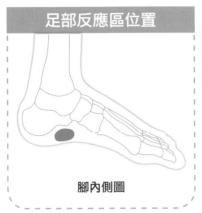

腳內側圖

位於雙腳腳掌內側舟狀骨內下方，為圓弧形狀反應區。

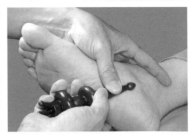

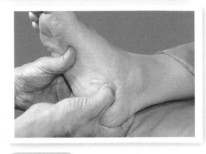

按摩手法

按摩棒使用推法；或徒手沾油使用扣壓法或推法。

太陽穴

　　太陽穴又稱三叉神經反應區。三叉神經是十二對腦神經中最粗的一對，包括眼神經、上頜神經、下頜神經。三叉神經支配眼部、上頜、下頜、口腔、及臉部的皮膚、肌肉的運動和感覺。

適用症

　　失眠、三叉神經痛、偏頭痛、頭暈、腮腺炎、顏面神經麻痺、眼睛疾病等。

足部反應區位置

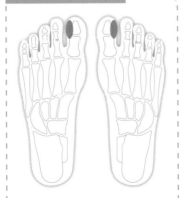

右腳底圖　　左腳底圖

位於雙腳腳底大拇趾的外側，大拇趾趾腹的邊緣。左側的三叉神經反應區在右腳上，右側的三叉神經反應區在左腳上。

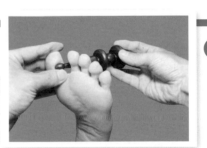

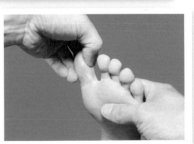

按摩手法

按摩棒不沾油使用滾法；或徒手使用點壓法或推法。

耳朵

耳屬於聽覺器官，在器官構造上可分為外耳、中耳和內耳三部分。外耳包括耳廓和外耳道，有收集聲波和傳導聲波的作用。中耳由鼓膜、鼓室、咽鼓管和乳突小房構成。內耳又稱為內耳迷路，可分為骨迷路和膜迷路。內耳有聽覺感應器與位覺感應器與大腦神經相連。

適用症

外耳炎、中耳炎、耳鳴、耳聾、重聽、暈眩、頭痛等。

足部反應區位置

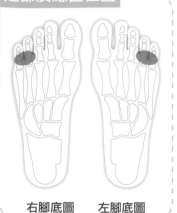

右腳底圖　　左腳底圖

位於雙腳腳底第4趾骨和第5趾骨根部，左耳的反應區在右腳上，右耳的反應區在左腳上。

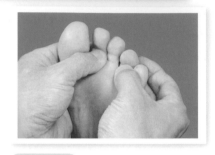

按摩手法

按摩棒不沾油使用滾法；或徒手使用扣拉法或推法。

肩關節

肩關節是人體最靈活的關節，由上肢骨的肩胛骨、鎖骨與上臂骨組成並連接軀體而形成肩關節。

適用症

肩周炎、五十肩、肩頸僵硬、手臂麻痺、手臂無力、肩痠痛、肩部撞傷、頸痠痛、落枕、上背痛等。

足部反應區位置

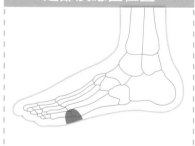

腳外側圖

位於雙腳腳掌第5蹠骨和第5趾基節關節處的外側、腳底和腳背。左肩的反應區在左腳上，右肩的反應區在右腳上。

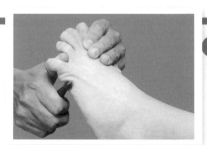

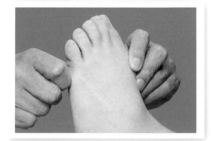

按摩手法

按摩棒使用扣拉法（初學勿使用此手法）；或徒手使用摳法或推法。

心臟

心臟是循環系統的指揮中心，心臟位於胸腔內，在胸骨後面，左肺和右肺之間，縱膈的前下部，由韌帶懸於胸腔中，大小和本人的拳頭一樣或稍大。心臟不斷的搏動，將血液送達全身，供應細胞養分和排除廢物。

適用症

心悸、高血壓、低血壓、心臟痙攣、心絞痛、心力衰竭、心律不整、心臟缺損、手腳冰冷、狹心病等。

足部反應區位置

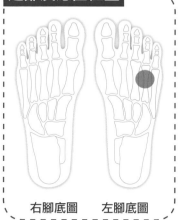

右腳底圖　　左腳底圖

位於左腳腳底第4蹠骨和第5蹠骨之間，在肺反應區下方。

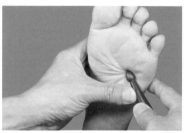
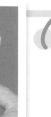
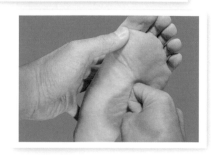

按摩手法

按摩棒使用點壓法或推法；或徒手使用扣壓法或點壓法或推法。

腎上腺

腎上腺位於腎臟的上端與腎臟相連，左右各有一個，是人體非常重要的內分泌腺。腎上腺又叫副腎，臟器本體可分為皮質和髓質兩部分。腎上腺皮質分泌腎上腺皮質荷爾蒙，會影響細胞對體內物質的新陳代謝。腎上腺髓質分泌腎上腺荷爾蒙和去甲腎上腺荷爾蒙，會影響神經系統對臟器的運作及情緒的興奮和煩躁。

適用症

心律不整、高血壓、哮喘、關節炎、陽萎、憂鬱症、躁鬱症、腎上腺疾病、過敏性疾病、蕁麻疹、風濕病、糖尿病等。

足部反應區位置

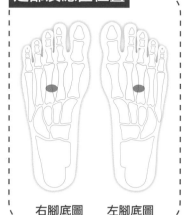

右腳底圖　　左腳底圖

位於腳底第2蹠骨、第3蹠骨之間，腳底三分之一處，腳掌肌肉人字形交叉點中央凹陷處的頂端。

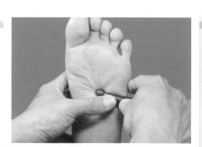
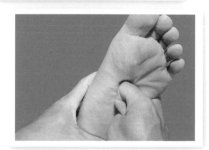

按摩手法

按摩棒使用點壓法或推法；或徒手使用定點點壓法或推法。

腎臟

　　腎臟屬於人體的泌尿器官，是排泄系統的一部分，位於腹腔的後側上部，脊椎兩側左右各有一個，大約在第11胸椎上緣處到第3腰椎下緣處，其形狀似蠶豆；成人腎臟的長度約10公分，左腎比右腎略高，是人體血液過濾和排泄毒物到體外最重要的臟器。

適用症

　　腎功能不良、各種急慢性腎炎、腎盂炎、水腫、陽萎、遺精、尿失禁、尿瀦溜、血管硬化、靜脈曲張、風濕症、關節炎、濕疹、腎結石、尿毒癥、浮腫。

足部反應區位置

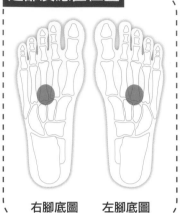

右腳底圖　　左腳底圖

位於雙腳腳掌第2蹠骨和第3蹠骨之間，在腳底上距離腳趾約三分之一位置的腳底中間凹陷處。

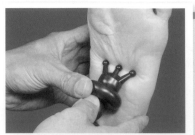
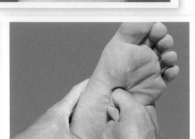

按摩手法

按摩棒使用扣拉法或推法；或徒手使用扣拉或推法。

脾臟

　　脾臟是人體最大的淋巴器官，位於左季肋部，介於胃底與橫膈膜之間。具有貯血、過濾血液、製造淋巴球、產生抗體、消滅細菌、增強免疫力的功能。

適用症

　　食欲不振、消化不良、紅斑性狼瘡、感冒、發炎、免疫力低下、貧血、發燒、胃痛、脾腫大、腹瀉等。

足部反應區位置

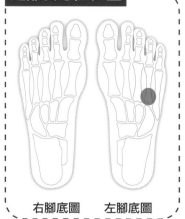

右腳底圖　　左腳底圖

位於左腳腳底第4蹠骨下方，在心臟反應區的下方。

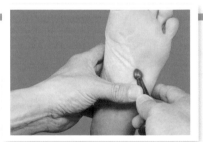
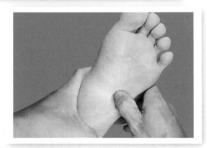

按摩手法

按摩棒使用扣拉法或推法；或徒手使用扣拉法或推法。

下行結腸

下行結腸從結腸左曲開始，沿左上腹後壁側下降，後稍向身體中線彎曲，連接乙狀結腸，長約20公分。

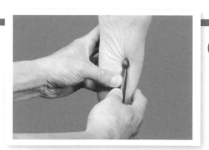

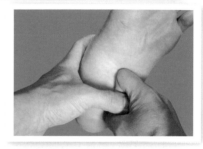

足部反應區位置

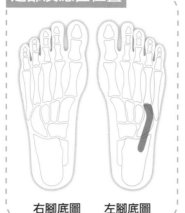

右腳底圖　　左腳底圖

位於左腳腳底自第5蹠骨下緣起向下經骰骨外緣至跟骨外側的帶狀區域。

適用症

大腸激躁症、急慢性腸炎、腹脹、便祕、大腸癌、腹瀉、腹痛等。

按摩手法

按摩棒使用扣拉法或推法；或徒手使用扣壓法或推法。

乙狀結腸

乙狀結腸位於左下腹骨盆腔內，呈乙狀彎曲，上連下行結腸，下接直腸。

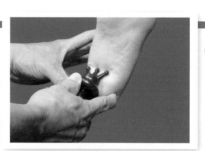

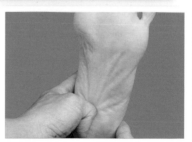

足部反應區位置

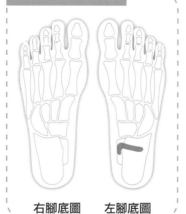

右腳底圖　　左腳底圖

位於左腳腳底跟骨上部，小腸反應區下方的橫帶狀區域。

適用症

慢性腸炎、腹脹、便祕、大腸癌、腹瀉、腹痛、痔瘡、直腸炎、大腸瘜肉等。

按摩手法

按摩棒使用扣拉法或推法；或徒手使用扣壓法或推法。

直腸‧肛門

直腸為大腸的最末段，是消化管的末段，長約15公分，主要的功能是運送大便到肛門排出體外。

適用症

便祕、痔瘡、腹瀉、大腸癌等。

足部反應區位置

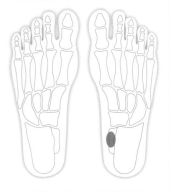

右腳底圖　　左腳底圖

位於左腳腳底跟骨上部，乙狀結腸反應區的下方成條狀區域。

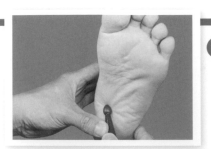

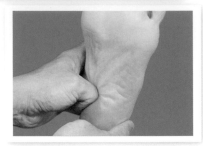

按摩手法

按摩棒使用點壓法或推法；或徒手使用點壓法或扣壓法。

骨盆腔內器官

有子宮、卵巢、膀胱、大腸、小腸等器官，常會因血液循環不良引起許多疾病。

適用症

盆腔發炎、坐骨神經痛、失眠、髖關節痛等。

足部反應區位置

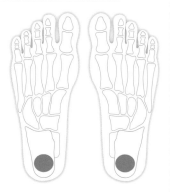

右腳底圖　　左腳底圖

位於雙腳腳底跟骨的位置。

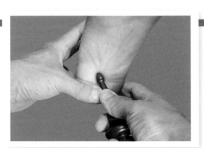

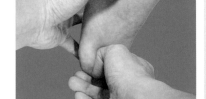

按摩手法

按摩棒使用扣拉或點壓法；或徒手使用扣壓法。

尾骨

尾椎是脊椎的最末段，由一塊尾骨和一對尾神經組合而成。

適用症

痔瘡、肛門炎、尾椎痛、大小便禁、下背痛等。

足部反應區位置

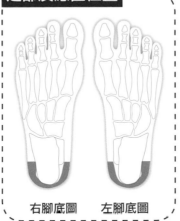

右腳底圖　左腳底圖

位於雙腳內側，跟骨下緣和後緣。

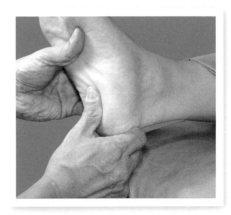

按摩手法

徒手使用摳法（由外而內摳拉）。

內側坐骨神經

坐骨神經為身體最粗大的神經系統，從腰部向下延伸，至膝關節以下分為脛神經和腓神經，主要支配腿部的肌肉運動和感覺。

適用症

坐骨神經痛、腰痛、腿痛等。

足部反應區位置

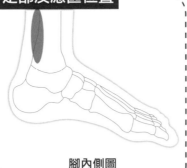

腳內側圖

位於雙腳內側脛骨邊緣，由內踝關節起沿脛骨延伸至膝關節後方的骨縫。

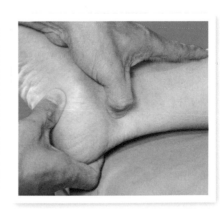

按摩手法

徒手沾油順著骨縫由下而上推。

直腸・痔瘡

　　直腸位於位於骨盆腔內，屬於大腸的最末段，長約12至15cm，上接乙狀結腸，止於肛門。

足部反應區位置

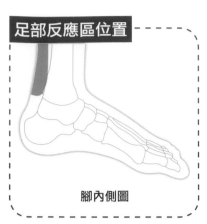

腳內側圖

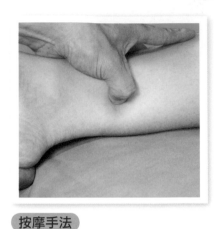

適用症

　　直腸炎、直腸瘜肉、便祕、痔瘡、直腸癌、結腸炎等。

位於雙腳內側脛骨後方，自內踝骨最高處向上約四橫指寬的帶狀區域。

按摩手法

徒手沾油使用推法。

內髖關節

　　內髖關節是連接軀幹與下肢的關節。由髖臼和股骨頭組成，可作屈、伸、收、展，內旋及外轉運動。

足部反應區位置

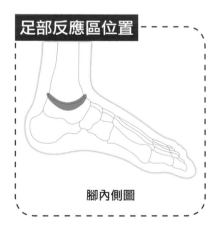

腳內側圖

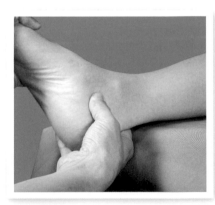

適用症

　　髖關節痛、坐骨神經痛、下背痛等。

位於雙腳腳內側內踝下緣。

按摩手法

徒手沿著內踝下緣由下而上推壓按摩。

內側骨盆腔淋巴

骨盆腔內的淋巴組織。

足部反應區位置

腳內側圖

位於腳內側內踝骨的的下緣，與子宮、攝護腺反應區部分重疊。

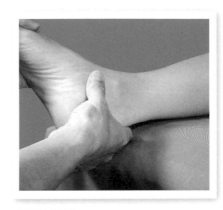

適用症

盆腔發炎、血液循環不良、坐骨神經痛、失眠、髖關節痛等。

按摩手法

徒手使用推法沿著內踝骨周邊由下而上推壓按摩。

子宮・攝護腺

子宮位於骨盆腔中央，是一個壁厚、腔小的肌性中空組織器官。腔內覆蓋黏膜稱為子宮內膜，是胎兒的生長發育的場所。

攝護腺是膀胱前下方的栗狀組織，並且圍繞在尿道的上部。攝護腺分泌的液體會幫助精子活動，是精液的主要成分。

足部反應區位置

腳內側圖

位於雙腳腳跟內側，內側踝骨下方的三角形區域。

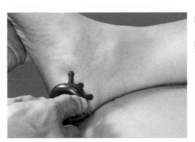

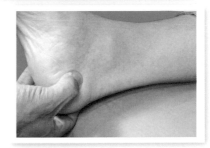

適用症

攝護腺肥大、攝護腺癌、子宮癌、卵巢囊腫、尿頻、排尿困難、尿血、尿道疼痛、子宮肌瘤、痛經、月經不調、攝護腺炎、子宮下垂等。

按摩手法

按摩棒沾油使用推法；或徒手使用扣壓法或推法。

尿道・陰道・陰莖

男性的尿道起自膀胱口，穿過攝護腺，經過陰莖到尿道口，有排尿、排精的功能。女性的尿道則是由膀胱經過尿道，直達尿道口，約3至5公分長。

女性陰道連接子宮和外生殖器，屬於肌性中空管道，是受孕、排出月經和生產分娩的通道。

適用症

尿失禁、尿道炎、陰道炎、頻尿、排尿困難、淋症、攝護腺肥大、遺尿、尿道結石、膀胱結石、陽萎等。

足部反應區位置

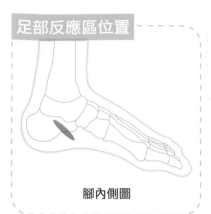

腳內側圖

位於雙腳腳內側，自膀胱反應區斜向內側踝骨下方與跟骨和距骨接縫的帶狀區域。

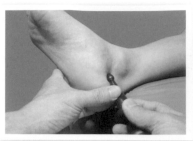
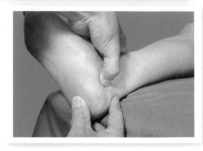

按摩手法

按摩棒沾油使用推法；或徒手使用推法。

薦椎

薦椎是脊椎的末段，上接腰椎，由5塊椎骨結合和5對薦椎神經組合，呈三角形，稍向後下方彎曲。

適用症

慢性前列腺炎、前列腺增生症、痔瘡、下腹部疼痛、大小便失禁、失眠、骨刺、尾骨受傷、坐骨神經痛等。

足部反應區位置

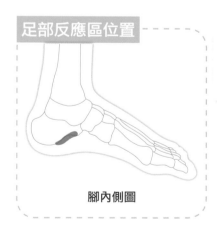

腳內側圖

位於雙腳足弓內側，沿距骨下方到跟骨止。

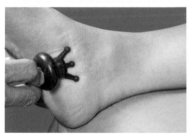
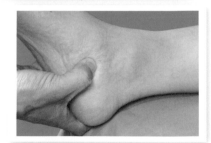

按摩手法

按摩棒使用推法；或徒手使用推法。

腹部淋巴

肚臍以上腹前壁的淋巴管集結微流入腋淋巴結，肚臍以下腹前壁的淋巴管集結後流入腹股溝淺淋巴結。腹後壁的淋巴管流入腰淋巴結。

適用症

淋巴阻塞、盆腔發炎、血液循環不良、增強免疫力等。

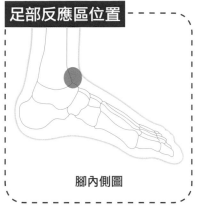

足部反應區位置

腳內側圖

位於腳內側內踝骨前下方與脛骨和距骨的接縫凹陷處。

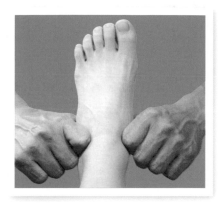

按摩手法

徒手使用推法或摩法。

鼠蹊淋巴

鼠蹊淋巴分布於身體前側軀幹與大腿交接處，腹股溝下的淺層淋巴結。

適用症

不孕症、輸精管阻塞、輸卵管阻塞、盆腔發炎、肛門腫大、血液循環不良、攝護腺肥大、卵巢炎、月經痛、下腹部疼痛等。

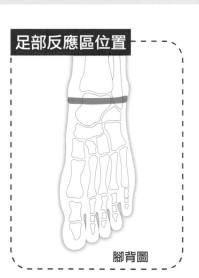

足部反應區位置

腳背圖

位於腳內側內踝骨前下方與脛骨和距骨的接縫凹陷處以及腳外側外踝骨前下方與腓骨和距骨的接縫凹陷處連的連線。

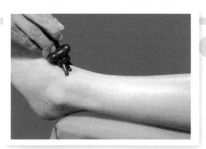

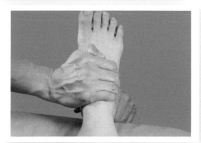

按摩手法

按摩棒使用推法；或徒手使用推法或摩法。

橫膈膜

橫膈膜隔開胸腔與腹腔。橫膈膜的構造為圓頂狀的肌肉纖維組織，可以幫助呼吸作用。

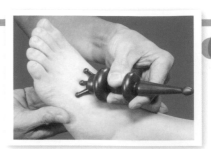

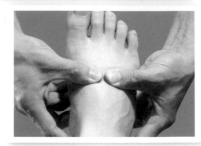

足部反應區位置

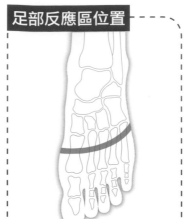

腳背圖

位於雙腳橫跨腳背蹠骨所形成的帶狀區域。

適用症

胸痛、呼吸困難、打嗝、脹氣引起的心悸、腹痛、噁心、嘔吐、呃逆、反胃等。

按摩手法

按摩棒使用推法；或徒手使用推法或摩法。

頸椎

頸椎位於脊椎最上段，由7節頸椎骨和6個椎間板構成，有8對頸神經通過頸脊。頸神經控制頸部、肩部和手臂的肌肉運動。

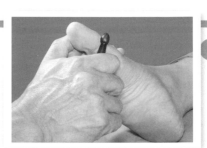

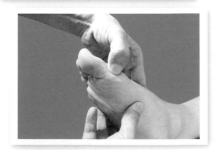

足部反應區位置

腳內側圖

位於雙腳腳拇趾第2節趾骨內側區域至第1蹠骨頭止。

適用症

頭痛、肩痛、肩周炎、頸痛、五十肩、頸椎病、高血壓、手臂發麻、落枕、失眠、上肢痛等。

按摩手法

按摩棒使用扣拉法（初學勿使用此手法）；或徒手順著骨縫使用推法或摳拉法。

胸椎

　　胸椎是位於胸背部的脊椎，上接頸椎下連腰椎，由12塊椎骨和12對椎神經所組成。這12對胸神經與內臟器官相連，將胸腔和腹腔內的臟器功能活動狀況，透過脊椎將訊息傳達至大腦。

適用症

　　胸悶、心臟病、心悸、神經過動症、肩背痠痛、骨刺、椎間盤突出、背痛、胃痛、腸道不適、脹氣等。

足部反應區位置

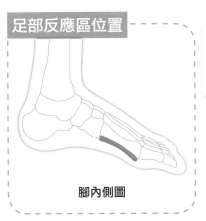

腳內側圖

位於雙腳足弓內側，沿第1蹠骨內側至第1楔骨關節止。

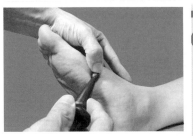

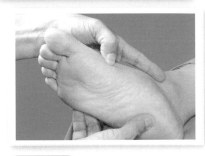

按摩手法

按摩棒沾油順著骨縫使用推法；或徒手沾油使用推法。

腰椎

　　腰椎由5塊腰椎骨和5對腰神經組成，位於脊椎中段，上接胸椎、下連骶骨。具有神經傳導、反射和平衡的功能，向下延伸為坐骨神經。

適用症

　　骨刺、背痛、腰椎痠痛、下腹部疼痛、關節炎、子宮發炎、卵巢發炎、腰椎間軟骨突出、閃腰、坐骨神經痛、腹瀉、頻尿、月經失調、足部發冷等。

足部反應區位置

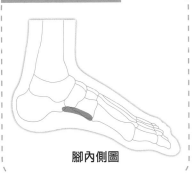

腳內側圖

位於雙腳足弓內側，沿第1楔骨至舟骨側緣止。

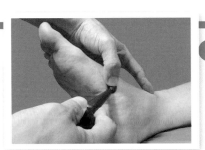

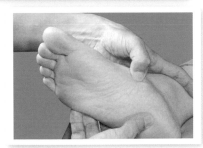

按摩手法

按摩棒沾油順著骨縫使用推法；或徒手沾油使用推法。

內尾骨

　　內尾骨即尾骨內側，是人體脊椎的末端，由4至5塊組成，上寬下窄，呈三角形。

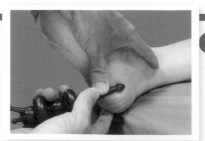

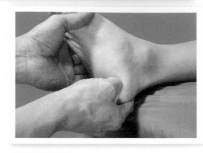

足部反應區位置

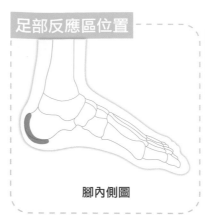

腳內側圖

位於雙腳腳底跟骨內側至腳後跟為一帶狀區域。

適用症

　　坐骨神經痛、腰痛、攝護腺炎、攝護腺增生症、腰痠、背痛等。

按摩手法

按摩棒沾油使用推法；或徒手使用扣壓法或推法。

軀幹淋巴

　　接受左半身和右下腹部的淋巴液，注入形成淋巴主幹的胸導管之後，再流入左鎖骨下的靜脈。

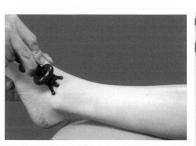

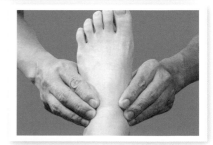

足部反應區位置

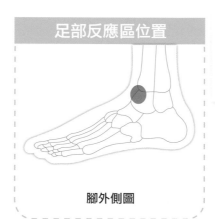

腳外側圖

位於腳外側外踝骨前下方與腓骨和距骨的接縫凹陷處。

適用症

　　淋巴阻塞、盆腔發炎、血液循環不良、增強免疫力等。

按摩手法

按摩棒沾油使用推法；或徒手使用推法或摩法。

輸精管・輸卵管

輸精管，是一對圓形的肌性組織，主要用來輸送精子到射精管；輸卵管，是輸送卵子從卵巢到子宮圓形肌性通道。

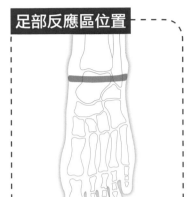

足部反應區位置

腳背圖

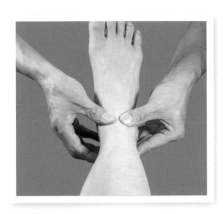

適用症

輸精管阻塞、輸卵管阻塞、盆腔發炎、血液循環不良、不孕症、攝護腺肥大、卵巢炎等。

位於腳內側內踝骨前下方與脛骨和距骨的接縫凹陷處以及腳外側外踝骨前下方與腓骨和距骨的接縫凹陷處連的連線。

按摩手法

徒手使用推法或摩法。

肩胛肩腺

肩胛肩腺位於胸部的後面，胸壁後側，肋骨的後外側面。

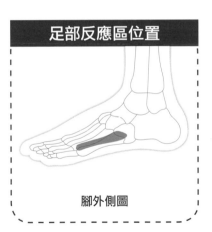

足部反應區位置

腳外側圖

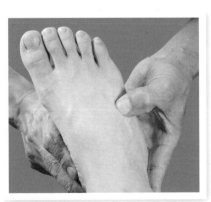

適用症

肩周炎、肩胛痠痛、肩關節硬化、五十肩、頸椎病、上背痛、下背痛等。

位於雙腳腳背第4蹠骨和第5蹠骨間，直達第3楔骨與骰骨間的帶狀區域。

按摩手法

徒手使用定點點壓法或推法。

外側坐骨神經

坐骨神經為身體最粗大的神經系統，從腰部向下延伸，至膝關節以下分為脛神經和腓神經，主要支配腿部的肌肉運動和感覺。

適用症

坐骨神經痛、腰痛、腿痛等。

足部反應區位置

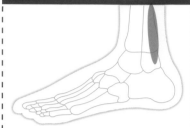

腳外側圖

位於雙腳腓骨外側邊緣，由外踝關節起沿腓骨延伸至膝關節後方的骨縫。

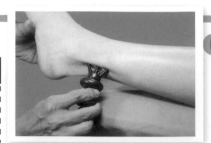

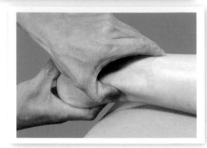

按摩手法

按摩棒沾油順著骨縫（由下而上使用推法）；或徒手使用推法。

小腹肌肉鬆弛區

位於腹腔下部的肌肉組織，包含骨盆腔內的所有的器官。

適用症

減肥、消除月經腹部疼痛、腹脹、經期緊張、經期不規則等。

足部反應區位置

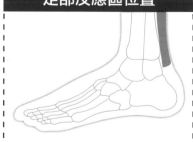

腳外側圖

位於雙腳腓骨外側後方，自外踝骨最高處向上約四橫指寬的帶狀區域。

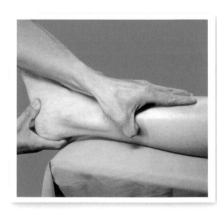

按摩手法

徒手沾油使用推法（由下而上）。

外髖關節

外髖關節是連接軀幹與下肢的關節。由髖臼和股骨頭組成,可作屈、伸、收、展,內旋及外轉運動。

足部反應區位置

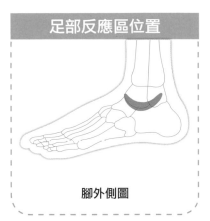

腳外側圖

位於雙腳腳外側外踝下緣。

適用症

髖關節痛、坐骨神經痛、下背痛等。

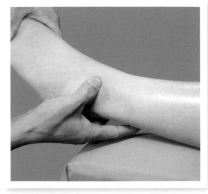

按摩手法

徒手沿著外踝下緣由下而上推壓按摩。

外側骨盆腔淋巴

骨盆腔內的淋巴組織。

足部反應區位置

腳外側圖

位於腳外側外踝骨的下緣與卵巢、睪丸反應區部分重。

適用症

盆腔發炎、血液循環不良、坐骨神經痛、失眠、髖關節痛等。

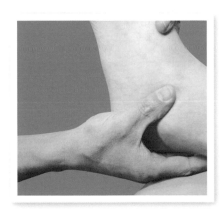

按摩手法

徒手沿著外踝骨周邊由下而上推壓按摩。

卵巢 · 睪丸

男性睪丸位於陰囊中，左右各一，呈橢圓形，經由精索而懸於陰囊內。具有分泌男性荷爾蒙和產生精子的功能。

女性卵巢則負責製造卵子，並分泌出濾泡素及黃體素，調整月經週期。

適用症

月經不調、不孕症、促進發育、經前緊張、更年期綜合症、陰囊內靜脈曲張、隱睪症、卵巢炎、卵巢癌、睪丸癌、子宮出血、遺精等。

足部反應區位置

腳外側圖

位於雙腳腳跟外側，外側踝骨下方的三角形區域。

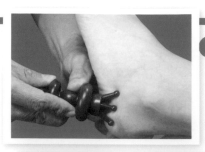
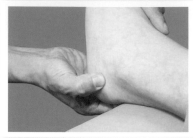

按摩手法

按摩棒沾油使用推法；或徒手使用扣壓法或推法。

膝關節

膝關節是由大腿股骨與小腿腓骨、脛骨首和臏骨所構成的滑膜性關節，為人體最複雜的關節。

適用症

膝關節炎、膝痠痛、膝關節疼痛、膝腫痛、膝無力等。

足部反應區位置

腳外側圖

位於雙腳外側骰骨與踝骨所形成之凹陷處，在外踝骨的正下方。

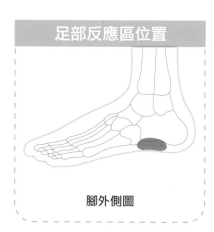
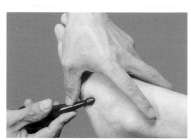
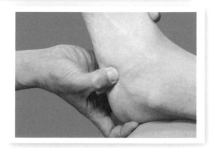

按摩手法

按摩棒沾油使用推法；或徒手使用點壓法或推法。

肘關節

肘關節屬於複合關節，由肱骨與上肢橈骨、尺骨的相連接，具有可以讓手自由活動的功能。

適用症

肘關節腫大、肘關節痠痛、網球肘、運動傷害、上肢無力症等。

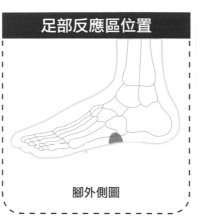

足部反應區位置

腳外側圖

位於雙腳外側第5蹠骨外側緣與骰骨的關節凸起部位。

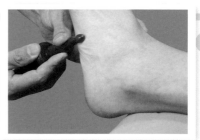
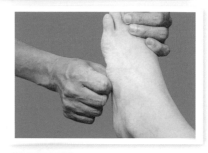

按摩手法

按摩棒沾油使用推法；或徒手使用摳拉法。

外尾骨

外尾骨即尾骨外側，是人體脊椎的末端，由4至5塊組成，上寬下窄，呈三角形。

適用症

坐骨神經痛、腰痛、攝護腺炎、攝護腺腺增生、腰痠、背痛等。

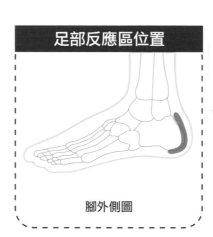

足部反應區位置

腳外側圖

位於雙腳腳底跟骨外側至腳後跟成一帶狀區域。

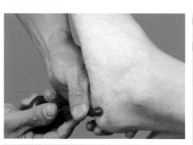
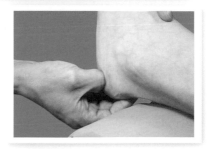

按摩手法

按摩棒沾油使用推法；或徒手使用點壓法或推法。

胸腺淋巴

胸部淋巴腺即胸腺,位於胸腔前縱膈上部,胸骨柄後方,屬於淋巴系統,是全身最大的淋巴管,從乳糜池上行,接受左半身和右下腹部的淋巴液,注入胸導管之後,流入左鎖骨下的靜脈。上腹腔以上的右半側淋巴液,則流入右鎖骨下的靜脈。

適用症

排除毒素、增加強免疫力、發炎症、發燒、囊腫等。

足部反應區位置

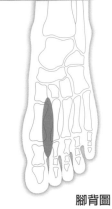

腳背圖

位於雙腳腳背第1蹠骨和第2蹠骨兩骨頭間的隙縫處,成帶狀反應區。

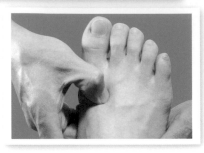

按摩手法

按摩棒沾油使用推法;或徒手使用推法。

頭夾肌

頭夾肌是位於頸部後面的肌肉,分成左右兩側,兩側肌肉同時收縮時,可伸展頭部,單側收縮時,可轉動頭部。

適用症

落枕、頭痛、頭暈、頸部僵硬、肩部僵硬、頸部痠痛、肩部痠痛、頸部扭傷等。

足部反應區位置

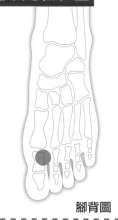

腳背圖

位於腳背上,腳拇趾基節外側區域。

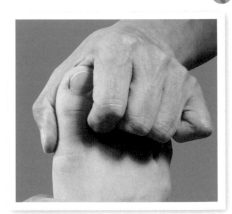

按摩手法

徒手使用摳拉法。

聲帶、喉嚨

喉位於舌根、舌骨與氣管之間，喉屬於呼吸器官，也是發音器官。聲帶的位置介於第2至第6頸椎之間的前部。

足部反應區位置

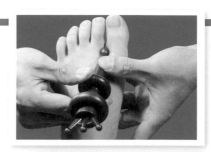

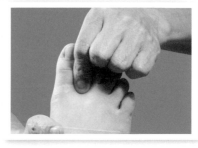

腳背圖

位於雙腳第1趾骨和第2趾骨間的腳蹼處。

適用症

咽炎、喉嚨痛、氣管炎、扁桃腺炎、咳嗽、氣喘、感冒、無聲、嘶啞、上呼吸道感染等。

按摩手法

按摩棒沾油使用點壓法或推法；或徒手使用定點點壓法。

扁桃腺

扁桃腺位於口腔和咽部之間，屬於淋巴系統，可分別稱為齶扁桃腺、咽扁桃腺和舌扁桃腺。

足部反應區位置

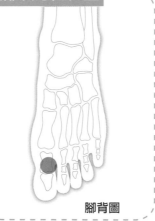

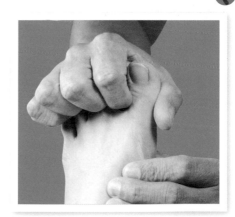

腳背圖

位於雙腳腳大拇趾基節背面，大拇趾肌腱的旁邊。

適用症

感冒、上呼吸道感染、扁桃腺疼痛、發燒、頭痛、喉痛、咳嗽、痰、肌肉痠痛等。

按摩手法

徒手使用摳拉法。

上下顎

　　上顎骨和下顎骨共同組成口腔和顏面部分。上顎位於上牙齒之根部，三叉神經的第2支分布其間。下顎位於下牙齒根部的牙床，三叉神經的第3支分布其間。

適用症

　　牙痛、牙齦腫痛、牙周病、打鼾、蛀牙、口腔癌等。

足部反應區位置

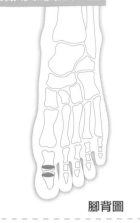

腳背圖

位於雙腳腳背拇趾，第1趾骨上方成條狀區域。

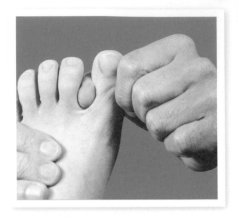

按摩手法

徒手使用摳拉法。

牙齒

　　牙齒是用來咀嚼食物組織，它的根部被牙齦包覆固定。

適用症

　　牙痛、牙齦腫痛、牙周病、打鼾、蛀牙、口腔癌等。

足部反應區位置

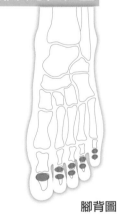

腳背圖

位於雙腳腳背十根趾頭處，第一趾骨與第2趾骨間上方成條狀區域。

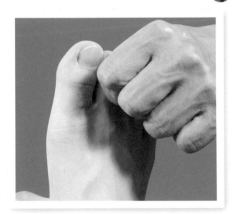

按摩手法

徒手使用摳拉法。

上身淋巴

上身淋巴腺是淋巴系統的一部分，是身體的防禦大軍。上身淋巴系統由胸部、頸部和上肢的淋巴系統共同組成，可抵抗細菌、疾病的入侵，並將身體產生的有毒物質和死亡的細菌、細胞組織排出。

適用症

炎症、腫痛、發燒、淋巴結囊腫、蜂窩性組織炎、白血病、紅斑性狼瘡、免疫功能不佳者等。

足部反應區位置

腳背圖

位於雙腳腳背，第2蹠骨、第3蹠骨和第4蹠骨，在胸、乳房反應區的上緣，形成橢圓形的區域。

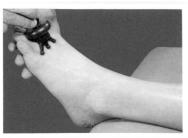
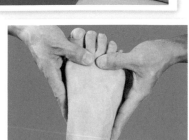

按摩手法

按摩棒使用推法；或徒手沾油使用推法或夾拉法。

胸・乳房

胸部位於頸部和腹部之間，由胸椎、胸骨和肋骨等構成的胸廓保護，內部稱為胸腔，外部由皮膚和肌肉組成，並在第2肋骨至第4肋骨之間形成乳房，青春期以後的女性，乳房會逐漸發育變大。

適用症

胸悶、乳腺炎、乳房囊腫、乳癌、乳腺增生、豐胸隆乳、乳房下垂、乳腺阻塞等。

足部反應區位置

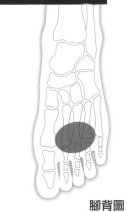

腳背圖

位於雙腳腳背第2蹠骨、第3蹠骨和第4蹠骨所形成的橢圓形區域。

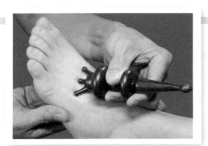
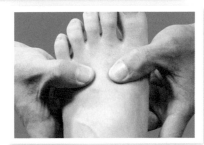

按摩手法

按摩棒沾油使用推法；或徒手使用推法。

內耳迷路

內耳迷路位於內耳的前庭神經末梢,主司平衡感覺。

足部反應區位置

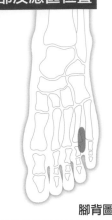

腳背圖

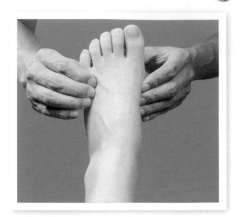

適用症

暈車、耳鳴、耳聾、頭暈、目眩、暈船、高血壓、低血壓、平衡障礙等。

位於雙腳腳背第4蹠骨和第5蹠骨二分之一處骨間隙處。

按摩手法

徒手沾油使用推法。

腋下淋巴

腋下淋巴是胸部和上肢的淋巴腺,也是乳房病變轉移的重要管道。

足部反應區位置

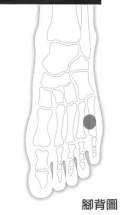

腳背圖

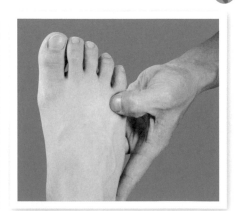

適用症

乳癌、乳脹、乳腫瘤、腋下淋巴腺腫痛等。

位於雙腳腳背第4蹠骨和第5蹠骨二分之一處骨間隙處。

按摩手法

徒手使用點壓法或推法。

PART 2
腹部按摩篇

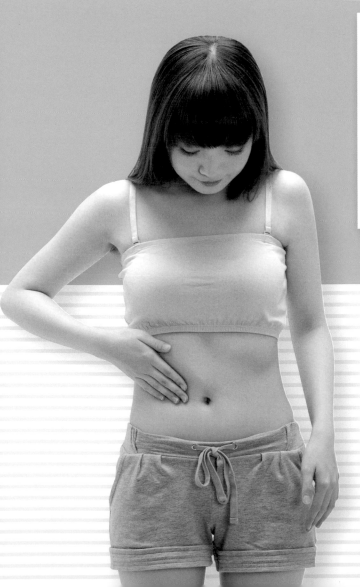
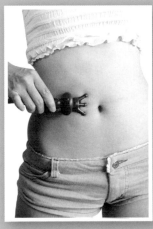
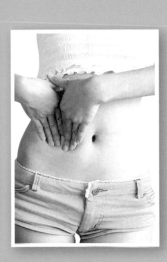

「黃帝內經」的啟發

「腹部按摩保健法」是一套適合全家男女老幼的按摩法。腹部按摩法是以二千多年前流傳下來的最早醫學經典《黃帝內經》做為最高指導原則。《黃帝內經》大約成書於春秋戰國時期，是黃帝與岐伯、俞跗、伯高等多位大臣對話討論醫學和養生保健方法的經典史實記錄。

《黃帝內經》認為疾病發生的根本原因，是因五臟六腑的功能失調導致身體抵抗外邪入侵的能力不足，身體衛氣和免疫力降低，給了外邪病毒入侵機會，使臟腑器官組織產生器質性病變或功能性不足。

在不用藥物、不用針劑的原則下，《黃帝內經》認為可以透過腹部按摩和循經調理的方法，來激發身體原本就存在的自癒能力，讓身體自已修復受損的臟腑組織，直到身體康復為止。《素問·生氣通天論》說：「陰平陽祕，精神乃治；陰氣離決，精氣乃絕。」陰平陽祕意義為陰氣平和，陽氣固密。讓陰陽保持者相對平衡及調和，使人體生理功能隨時處在陰陽平和的平衡狀態，即是健康的狀態。當一個人處在陰平陽祕時，是對一個人身體健康、體魄強健的讚美。

人體的健康須賴五臟六腑整體協調運作與保持相對的動態平衡。身體健康的人，在腹部不會有壓痛點，不會有病理反應物產生，而且肌肉堅實有彈性，肌膚柔軟有光澤，呈現豐潤的膚色，自我感覺神清氣爽，讓人感到神采奕奕，活力充沛。

透過「腹部按摩保健」可以按摩肌肉組織淺層、深層，進而影響臟腑器官組織，使內臟器官肌肉鬆軟，組織有彈性，氣血能量充足。循經腹部按摩調理經絡系統，通經絡，行氣血，濡筋骨，即藉由肌肉系統、神經系統、血液循環系統和經絡氣血循環系統相互效力、統一合作，使各內臟器官自動調節生理機能，觸發人體的特有的自癒力，使機體的生命力回到健康狀態。

腹部——生命源頭

天地是大宇宙，人體是小宇宙，腹部是小小宇宙。天與地是一個大的能量場，人體處在天地之間自然也是一個小能量場，腹部剛好是人體小能量場的中心，是氣血能量生化合成的地方。

大自然裡萬物生命的孕育都從「腹」部開始。傳統醫學認為人體腹部為陰陽相交，氣血發源之地，是生命發育、生長的源頭。

傳統醫學主張腎為先天之本，主臟精，功用能夠促進生長、發育和延續生命之火。那麼推動腎精的力量為何？是「命門之火」，又稱為真火、元氣、元陽或腎陽。

脾為後天之本，主肌肉。脾氣是否健

旺，會表現在肌肉是否結實有彈性或者是軟弱疏鬆失去彈性。脾得到胃傳來的水穀精微營養物質，再經由心臟行血而輸布全身，滋養周身組織，使肌肉豐滿、四肢靈活，讓生命源源不斷得到活力補充。

男人的精，女人的子宮，兩者都是「先天之精」。先天之精與後天之精必須互相依存，相互為用。先天之精需要後天之精供應水穀精微營養物質滋養；後天之精則有賴於先天之精的蒸化，即腎陽的幫助，營養臟腑，才能繁衍後代，延續生命。

現代醫學也認為腹部為生命之本，腹部的消化系統，即胃貯存和消化由食道進來的食物，然後送至小腸，小腸吸收人體必須的營養素和維生素，用來維持生命的活動，再送至大腸，大腸則吸收水分並且將人體不需要的廢物和組織產生的有毒物質排出體外。

從解剖結構上來看，腹部絕對是生命的源頭，男人的生殖系統，攝護腺、睪丸和輸精管；女人的生殖系統，子宮、卵巢和輸卵管都在腹部。對女人而言，腹部更是孕育生命、呵護新生命成長的重要所在。

腹部按摩激發自癒力

進行腹部按摩時施加的力道會在腹部

例一　見證足體按摩的效果！

32歲的簡小姐是一個廣告公司的中級主管，帶領一個工作小組，天天忙著處理廣告案件，晚上回到家以後還要忙著準備隔天的報告資料。最近開始覺得疲倦，好像永遠睡不飽一樣，提神飲料拼命喝，還是精神不濟。中午過後體力明顯衰退，四肢乏力，注意力無法集中，容易焦慮為小事生氣，開始覺得頭痛、頭暈，甚至生理期都亂了。

到醫院檢查，怎麼查也找不出確切的原因。醫生最後說：可能是「慢性疲勞症候群」。

西方醫學在1988年提出了「慢性疲勞症候群」的觀念，用來診斷疲勞又找不出原因的患者，但是真正發生慢性疲勞的原因仍在研究中，多數的患者和焦慮、憂鬱、沮喪等情緒有關。廣義如下：達六個月以上持續性或反覆出現的虛弱疲倦感，無法因休息而緩解，影響了日常生活與活動，且無法以其他原因解釋。學習放鬆有助於改善這種情況。

簡小姐由朋友教會自行做腹部按摩，過程中發現其脾氣虛，氣是一種能量物質，脾是提供能量物質的器官，脾氣虛使功能失調常會導致身體虛弱，引起疲倦或腹瀉。緊張、焦慮、疲倦會使內臟器官處於異常緊張的狀態。腹部位於身體中心點是氣血能量交匯貫注的地方，中心點無法放鬆，內臟器官肌肉組織就沒有足夠的能量供應，其他部位的壓力也無法獲得紓解。在多次的腹部按摩之後，身心獲得休養，症狀都消失了，思緒變得清晰有條理，活力外溢，在工作上的表現更是獲得上司賞識。

對腹壁的皮膚、肌肉、神經、血管和淋巴產生促進調整和推動的壓力，可以調節腹腔內的荷爾蒙和體液流動，使功能低下的臟腑器官，恢復相對的動態平衡，創造出有利於細胞自動修復的環境。

身體內部器官自我調整的方法，首先將經由神經傳導、神經反射動作來完成。如皮膚─內臟反射：當按摩不同的皮膚部位時，反射動作可以讓相關連的內臟器官組織的生理功能改變；內臟─皮膚關聯：即內臟受到刺激時，會經由內臟神經、傳入神經、傳出神經發出訊號，要求大腦調節相關連的器官組織，使異常的狀態恢復正常。

現代醫學研究也發現穴道與內臟器官組織的神經分布有非常密切的正相關。腹部是人體經脈最密集的部位，也是經氣最集中的

地方，先天之精，後天之精，命門元氣都位於此處。如十二經脈中除了足太陽膀胱經循行於背部沒有和腹部有直接關聯外，其餘十一經脈都有直接的聯繫，即足陽明胃經、足少陽膽經、足太陰脾經、足少陰腎經、足厥陰肝經、手太陰肺經、手少陰心經、手厥陰心包經、手陽明大腸經、手太陽小腸經、手少陽三焦經。

在腹部的奇經八脈中除了督脈及陽維脈、陽蹻脈沒有直接聯繫外，其餘都有直接的聯繫，如任脈、沖脈、帶脈、陰維脈、陰蹻脈等。

腹部是經絡最密集的部位，且經絡有固定的循行部位和絡屬的臟腑與組織器官，我們可以依據體表相關部位發生的生理變化、病理變化，藉由經絡這個溝通人體表裡內外

見證足體按摩的效果！

例二

黃 先生是一個貿易商，公司經營壓力大，除了自己的事業外，還要扛下家族事業重擔。最近幾個月出現容易疲倦，胃腸不舒服、時常脹氣，莫名的全身痠痛，時常失眠，老是覺得睡不飽，檢查卻沒有問題。

先生的身體看起來精壯結實，有固定運動的習慣，太太經由朋友處學會腹部按摩和足部按摩，在腹部按摩的過程中，看似結實的腹部肌肉，卻異常堅硬無彈性，這是肌肉纖維長期處於緊張壓力下造成的。

人體的內臟器官都是由平滑肌組成，體表的肌肉是由可隨意運動的骨骼肌組成的，先生由於家庭工作的壓力身心都得不到喘息，加上錯誤的運動方

式，讓肌肉呈受更大的壓力，因而產生無意識的焦慮、脹氣，又因肌肉僵硬代謝不足，產生莫名的痠痛，甚至於連彎腰都不行。

經由腹部按摩和足部按摩的調理後，身鬆、心更鬆，壓力化為激勵，重擔成為甜蜜的果實，夫妻和家人的感情更親。

的通道，在臟腑器官生理功能失調時，會在人體的特定部位反映出疾病的病理反應物。例如，在經絡循行分布的通路上出現明顯的結節、沙狀或條索狀等陽性反應物，或者是有痠、麻、脹、痛感等不舒服的感覺，以及與器官相對應部位的皮膚色澤、形態、溫度等都會在體表產生變化。

　　「腹部按摩保健」應證了體表與內臟的關係密切，在實際做腹部按摩調氣理經上，常常有意想不到的驚喜，不僅常年的困擾不見了，全身更是充滿了喜悅和活力。有一位時常心情沮喪的粉領族，在調理腸道後，困擾多時的便祕不見了，竟然連皮膚都變得粉嫩粉嫩的，同事都好奇圍著她打聽改變的方法，使她天天都笑口常開。

啟動健康的鑰匙

　　為什麼以腹部為按摩的原點是最好的選擇呢？千年前的黃帝內經《靈樞・脹論》告訴我們：「夫胸腹，臟腑之郭也。」因為胸腹部位，有心臟、肺臟、肝臟、膽、脾臟、胃、小腸、大腸、腎臟、腎上腺、胰臟、膀胱、尿道、子宮、卵巢等生命器官，身體重要的器官都位於此，可說是臟腑的生命居所，血脈相連。

　　經由經絡系統，氣血相通，五臟六腑互為表裡關係，相互滋生滋養，如心與小腸互為表裡，手少陰心經與手太陽小腸經在小腸與心之間相互絡屬，心為表，小腸為裡，心與小腸相為表裡，因此按摩小腸可以解決心臟方面的問題。

　　腎臟的「先天之氣」與脾臟的「後天之氣」都位居於腹部，是經絡氣血發源的地方，因此身體經氣足，絡通達，身體自然強健。

　　常按摩腹部可將充滿細菌病毒的糟粕迅速排出體外，避免在體內停留過久被身體吸收，腸子是分不清楚好營養素和壞營養素的。只有好的水穀精微物質被吸收利用，才能增加機體的活力，充實衛外的免疫力，避免外邪內毒的傷害。

　　經常做腹部按摩不僅可讓身體充分的放鬆舒暢，在精神層面上還可以寧神益心，解除心中無形的壓力，達到不生病、治未病和養生保健的目的，更可以延年益壽，常保安康。

　　腹部按摩能夠直接調整五臟六腑的生理機能，幫助五臟六腑產生足夠的氣血能量，供應其他氣血能量不足的身體部位，活化器官機能，讓氣血能量流通順暢。體內氣血能量充足，暢行無阻，代表經絡通道沒有瘀積，肌肉組織可以得到充足的營養分，而且有能力將代謝廢物完全排出，不會在體內堆積，在體內形成一個垃圾山，給造成病痛或不治之症的病菌有孳生的溫床。

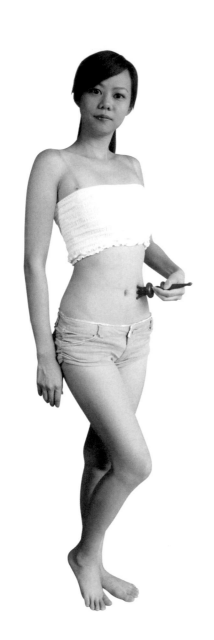

腹部按摩施加的力道有緩解胃腸道內部壓力的效果，讓宿便不再停留在腸道內，保持乾淨的腸道，使腸道內的絨毛、淋巴免疫系統的功能可以健全發揮。

腹部掌握著機體能量、氣血交流的樞紐。五臟六腑機能失調或組織功能鈍化，都是因為氣血能量不足，腹部按摩就像注入一股強心針一樣，能讓失調的五臟六腑和器官機能重新活化起來。

什麼是「腹部按摩保健法」？

「腹部按摩保健法」是以腹部為主要的按摩範圍，背和四肢為輔。

以腹部為中心，做為腹部按摩的原點，運用經絡系統做為導引氣血通行的渠道，直接或間接的喚起沉睡在體內的自癒力，協助修復受損的、功能差的器官復原。

在腹部按摩的過程中不使用藥物，純粹以手或輔助工具運用特定的手法技巧，作用於特定的部位，來調整失去平衡和機能的內臟器官，幫助它恢復平衡，如便祕者，排便順暢；經常脹氣者，不再感覺有胃悶腹脹的難過；腸道是人體最大的免疫系統，免疫力差的人，也可以透過腹部按摩來提高免疫力，進而達到治病、防病和保健養生的目的。

當「氣」提供身體的能量不夠，「血」提供的營養物質不足，氣血能量缺乏會使身體發出求救信號，這時在接近體表的部分，會出現許多特殊的體徵，我們叫做「病理反應物」。

腹部按摩或做足部按摩時我們會發現有許多不同的病理反應物，以不同的形態表現在體表內外部。在體表外部的表現，如特定部位的肌肉特別緊繃、皮膚表面有痧疹、顆粒或是突出物；體表內部體徵，如皮下有游離狀的物體、結節、條索狀、沙狀、氣泡狀……等等的反應物，在傳統醫學上稱這些體徵為陽性反應物。

在特定部位出現反應物代表著身體內部的某一個臟腑失調，因著不同的病程，或重或輕，或實或虛，而有不同的體表徵象。例如，胃有問題的人，在胃病初發時，我們可以在腳底

胃的反應區發現泡泡狀的病理反應物，表示病程短，病情較輕，容易治療。但胃痛時間久了或一再反覆發作，這時在腳底胃的反應區找到的反應物會變為像結石般堅硬的反應物，表示病程長，病情較重，要完全治癒需要一段時間和耐心。

由於人體氣血能量不足，在經絡流通不順，此時做腹部按摩或是足部按摩正是緩和臟腑失調，撥亂反正，重整臟腑氣血能量，使淤阻的組織和器官的氣血能量通暢，得到足夠的精微物質補養滋潤，腹部按摩和足部按摩則是活化身體機能的最佳保健法。

腹部腸道是第二個大腦

麥可‧葛森（Michael D.Gershon）是美國紐約哥倫比亞大學的教授，一位奉獻於解剖學和細胞生理學研究的知名學者，經過多年的研究和臨床實證後，終於證明了腹部還有一個大腦，並且於1998年出版《第二個腦袋》（The Second Brain）一書。

麥可‧葛森教授認為：在人體腹腔內部藏著第二個大腦，又叫做「腹腦」，主要的功能是控制食物消化、處理資訊、接受並儲存外界的刺激，它會思考，會記憶，會學習，有自已的情緒，最重要的是能獨立運作不受大腦支配，但會和大腦相互聯繫，交換情報，互相影響。

每個人都有兩個大腦，一個是位於頭部的大腦，一個是位於腹部的腹腦，兩者之間必須密切合作協調，否則身體和身心兩方面就會功能失調，引發各種症狀。

「腹腦」是指位於胃腸壁的神經叢。麥可‧葛森教授接著指出：這個位於腹腔的「腹腦」實際上一個複雜的腸胃神經系統。這一個胃腸神經系統大約有1000億個神經細

見證足體按摩的效果！

例三

陳小姐是一位祕書，每天都要處理大量的文書工作，上班時間都在使用電腦，雙手不斷的在鍵盤和滑鼠間移動，屁股幾乎都沒有離開過椅子。最近又是公司的旺季，需要加班處理報表，每天工作超過12個小時，真的是非常累。

同事都笑她越來越像是僵屍走路了，陳小姐只好不斷的苦笑著，因為她的肩頸腰背真的非常痛，肌肉鬆弛劑和止痛劑好像越來越沒效了。經由一位會腹部按摩的朋友教她做腹部按摩和足部按摩調理，剛開始腹部肌肉有些地方僵硬，像是拉緊到快要斷掉的橡皮筋一樣。有些部位鬆軟，按下去再也彈不起來，完全沒有彈性，蒼白沒有血色，經過初步的腹部按摩後，肌肉有了血色和柔軟度，整個身體都熱起來，肩背的活動範圍擴大，走路時上半身也比較流暢了。

胞，和大腦的神經細胞數量差不多，並且在細胞的組成形態、神經感應器和神經傳導物質上都非常類似。

研究指出，腹腦會對喜悅和痛苦等情緒感覺發生作用，心理過程和消化系統互相影響的程度，遠超出我們的想像。根據統計有將近百分之四十腸胃功能紊亂的人，時常處於壓力、緊張、恐懼和憂鬱的狀態。內臟疾病往往與心理反應有絕對的關聯，對老鼠的實驗證明，當老鼠的神經元處於高度的緊張狀態時，其腸功能也處於紊亂的狀態。

大腦和腹腦之間要如何進行溝通和訊息交換呢？大腦和腹腦之間的協調是透過「迷走神經」進行情報交換的。

迷走神經是大腦12對腦神經中的第10對腦神經，是胃腸神經系統和大腦情報溝通的最重要管道。迷走神經是腦神經系統中長度最長，分布最廣的一對腦神經，包含有副交感神經、感覺神經和運動神經纖維，以副交感神經纖維為主幹。迷走神經支配呼吸、消化兩個系統的絕大部分器官，如心臟、肺臟、胃、腸、脾等器官的血管、感覺、運動以及腺體的分泌等活動。因此，迷走神經受到損傷或功能不彰會引起消化系統、呼吸系統和循環系統功能失調。

研究發現位在大腦遠端的消化系統，大腦透過迷走神經對其支配的能力就越弱。因此，口腔、咀嚼、吞嚥、部分食道和胃等受大腦支配，腹腦則控制部分胃和腸道，最後的直腸及肛門，又由大腦支配。

腹部的油門和煞車

自律神經系統是由交感神經與副交感神經組成，兩者必須保持平衡，才能維持身體內臟機能處於恆定狀態。它們支配著呼吸、心臟跳動、胃腸蠕動、荷爾蒙分泌、排泄、排汗、體溫等功能，掌控身體內臟器官、神

見證足體按摩的效果！

例四

小林是一位工作穩定的公務員，時常會到各社會團體幫忙，近半年來，卻開始頭暈、頭痛，胸部有時覺得悶悶的，呼吸不順，莫名的焦慮，食欲差，睡不安穩，身體痠軟無力，朋友都奇怪他最近怎麼回事，老是疑神疑鬼的。小林驚覺是不是身體出了問題。到大醫院做各項檢查，看一科吃一科的藥，症狀幾乎沒有改善。

在一次的聚會中聽到其中一位社友也曾有相同的狀況，經過腹部和足部按摩調理後康復。

在初次的腹部和足部按摩調理時，發現胃腸道系統有很多的問題，腸道血清素分泌不足，導致小林有類似憂鬱症的症狀。

在多次的自我腹部按摩調理後，小林不再脹氣、失眠，食欲大增，身體變得更健壯。

經、、血液循環、肌肉伸縮和腺體分泌的運作。

　　自律神經系統對於情緒的刺激和外界環境的變化反應非常靈敏，如受到突然的驚嚇，會起雞皮疙瘩；焦慮不安時，則會心跳加快，呼吸急促，甚至會肚子痛。自律神經系統的調控機制，交感和副交感必須互相對抗並且保持平衡，我們可以形容交感神經是汽車的油門，副交感神經是汽車的煞車，兩者必須完美配合，才能安全的行駛。若是油門或者煞車失靈，都將會經歷恐怖的過程。

不可思義的「腹腦」

　　「腹腦」是一個可以獨立運作的神經系統。如腹腦它會監控胃部消化活動、蠕動和消化液分泌的過程，偵測進入消化道的食物是脂肪、蛋白質、或者是碳水化合物等不同的物質，進而調節消化道蠕動的速度和消化液的分泌等。又如經醫生判斷腦死的人，只要生命維持系統持續運作，還是可以活下去。像是腦部遭受重大傷害的植物人，還是可以存活數十年。

　　不可思議的是「腹腦」也會像大腦一樣，記錄和儲存身體對心理過程的反應，每當身心有需要調整時，就能將這些訊息向大腦傳遞。研究發現腹腦中存在與大腦記憶有關的同種物質，因此腹腦也具有記憶的能力。過度或持續不斷的壓力和恐懼，不僅會在腦部留下深刻印象，也會給腸胃神經系統留下記憶。如憂鬱症的治療，從腹腦調整，效果會比從人腦調整有用，用治療頭痛的藥醫治腸胃不適或用治療憂鬱症的藥，來治療腸躁症，一樣有效果。大腦與腹腦的細胞形態相同，因而我們可以解釋，為什麼治療頭部或精神疾病的藥物對腸胃疾病也會發揮效果。

　　「腹腦」也像大腦一樣有情緒反應。腹腦和大腦之間相互緊密連繫，只要其中一個受到傷害，另一個也會受到影響。當大腦感受到緊張或恐懼的壓力時，腹腔胃腸神經系統的反應是痙攣和腹瀉。當人們在生氣時會感到胃痛；緊張時又會拉肚子。當腹部神經功能紊亂時，腹腦也會跟著紊亂，導致人體的消化功能失調而影響到大腦。例如，潰瘍、大腸激躁、憂慮、焦躁、老人痴呆和帕金森症等，在大腦與腹腦

都會發現有相同的神經損傷。

「腹腦」會做夢，研究人在沉睡無夢時，腸器官會進行柔和、有節奏的波形運動；但做夢時，內臟會開始出現激烈震顫。此時，腹腦會分泌血清素使人做更多的夢。腸功能紊亂會使人睡不好覺，因此有腸功能紊亂的人總是覺得睡不飽，睡不安穩。

腹腦會分析各種營養成分和化學物質的成分，警告身體避免遭受有毒物質的危害。腸道是人體最大的免疫器官，身體的免疫細胞有百分之七十聚集在腸道系統。當有毒物物質進入或者是病菌入侵時，腹腦會最先發現，並且立即進行調控，利用嘔吐、腹瀉等行為來補救，並向大腦發出警告，排除有毒物質繼續侵入。

腹腦和大腦之間的神經信號傳遞量，由下往上傳送的訊息量，遠多於由上往下傳送的訊息量。研究顯示，有高達九成的神經信號，都是由下往上傳送的。血清素是一種重要的神經傳導物質，有百分之九十五都是由腹腦分泌產生的，血清素在腸道的作用是促進腸道蠕動，腸道血清素如果濃度太高時，會引起大腸激躁症。人體血液中若缺乏足夠的血清素，容易引發憂鬱症、頭痛、失眠等與神經傳導有關的疾病。

一般肚子大，腰圍很粗，腹部緊繃無彈性的人，事實上其腸胃一直是處於痙攣狀態的；或者是虛弱、久病、年老體衰的人，腹部鬆弛的，甚至於凹陷的，其腸道系統一定是處於紊亂狀態的。如何讓腹腦健康的正常運作呢？那就需要有一個柔軟且富有彈性的腹部，讓胃腸神經系統在一個沒有壓力、舒適且營養物質充裕的環境工作。腹部按摩法可以將我們緊繃的、堅硬的或者是鬆軟無力的腹部，變成柔軟有彈性，使僵化的肌肉和血管暢通，活化胃腸神經系統，使腹腦和大腦的發揮積極功能，修復身體的損傷，避免疾病的產生。

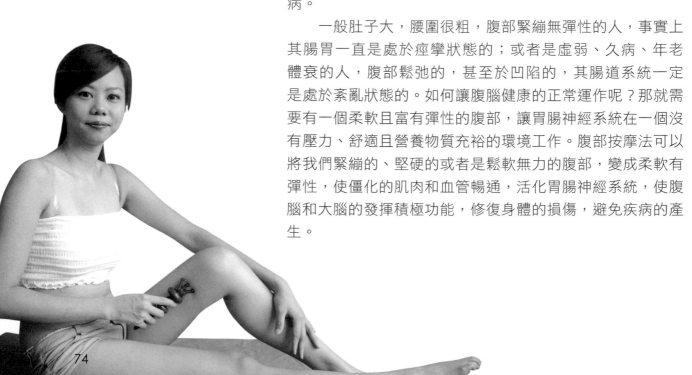

腸道痙攣，細胞壞死

有一個簡單的方法可以讓你瞭解腹部的胃腸道神經系統，如何掌控我們整個身體的相關系統。

當我們喝一杯冰涼的水時，會對身體造成什麼影響？首先，冰水進到胃部會使胃的血液流量減少，胃平滑肌呈緊張狀態，在內視鏡的觀察下，胃壁黏膜呈現蒼白的顏色，表示胃肌層嚴重缺血的現象，正常健康的胃黏膜是嫩嫩的粉紅色。一個缺血的胃，容易產生胃痙攣，造成胃痛，也很容易受到各種細菌病毒攻擊。

對女性而言，在經期吃冰會造成血液循環變差，在子宮形成血瘀，容易引發經痛，長期血瘀可能形成腫瘤的機率會比一般人大很多。

冰涼的水流過胃，進入腸道系統，此時腸道系統處於緊張收縮的狀態，腸胃神經系統，也就是我們的第二個大腦，會向大腦和整個腸胃系統發出警告。

為什麼要發出警告信號？因為冰水引發平滑肌過度縮收，接近痙攣狀態。自律神經系統、迷走神經系統都受到壓迫，引發身體不適，如胃痛、脹氣、胸悶、經痛、腹瀉、便祕等症狀。

提供身體氣血能量的血液循環系統，也因寒氣使血管收縮變小，微細血管物質交換暫停，微小的細胞組織暫時處於缺氧的頻死狀態，新陳代謝無法進行，廢物無法排出，累積的廢物造成身體痠痛。此狀況若經過數年都沒有改善，會造成肝腎病變，進而提供細胞病變，腫瘤、癌症生長的絕好環境。

腦的能量從那裡來？

現代社會競爭激烈，人們生活緊張，工作壓力大增，尤其長時間的工作，對體力和腦力都是嚴苛的負擔。當人們過度的消耗體力和腦力，又沒有適度的休息和放鬆，將使

例五 見證足體按摩的效果！

雅芸是國中三年級的學生，成績中上，卻時常喊肚子疼，要媽媽請病假不去上課，或是藉故到醫院看醫生，避開特定的時段，同樣的事情一再發生，媽媽覺得不對勁，懷疑孩子要不是真的生病了，就是在說謊。媽媽和雅芸經過懇談後，發現雅芸在面臨學校重要的考試時真的會肚子痛，並沒有說謊。

醫生診斷出這是因為焦慮緊張，所形成的壓力引起腸道肌肉痙攣，造成肚子疼痛。

媽媽幫雅芸進行腹部按摩和足部按摩調理，不僅上課正常成績更是突飛猛進。意外的是同學的媽媽也來找雅芸的媽媽學腹部和足部按摩養生法。

大腦神經興奮過度，消耗過多的氣血能量，造成體內能量供應不足。

　　平時人體五分之一的血流量，必須供應大腦使用，提供腦細胞營養物質、氧氣和廢物交換等，才足以維持大腦細胞的正常運作。腦細胞有足夠的血流量供應，讓我們思慮清晰、創意及記憶力增加，不管是工作、決斷、企劃、考試等都能得心應手，猶有餘力。

　　若長期處在壓力下進行勞力和腦力活動，則需要更多的氣血能量和營養物質。在壓力下，緊繃的身心將使體內氣血能量不足，長期的氣血能量不足，將使身體組織受到影響，使機體的生理功能處在疲倦的狀態，進而影響到整個人體對氣血能量的生成、氣血能量的運送、營養物質的吸收利用、有毒廢物的排除能力等，使體內環境極度不平衡，也就是陰陽失調。此時身體會陸陸續續的產生一些症狀，如肌肉痠痛、肌肉僵硬、記憶力減退、精神不濟、注意力不集中、失眠、全身肌肉無力、免疫力下降、情緒暴躁或焦慮等身心障礙。

腹部與五臟六腑的關係

　　人體是一個有機的整體，由五臟六腑、氣血津液和器官組織所組成的，這些構成人體的各個臟腑器官和氣血津液，在不同部位，各有不同的功能和屬性，這些功能和屬性又是人體整體活動的一部分，在組織結構運作上是不可分割的。在生理功能上，各個臟腑器官必須相互協調、相互為用、相互制約、相互影響，才能維持人體的生理平衡，持續維繫生命的正常活動。

　　生命是以五臟六腑為中心組成的有機整體，生命活動透過經絡系統的溝通和聯繫，將人體各臟腑器官、氣血、津液、筋肉、皮毛、孔竅和骨骼等結構緊緊地聯結成一個有

見證足體按摩的效果！

例六

　　葛文是高三應屆生，正在為將來的人生努力，每天很努力的K書到三更半夜，成績卻一直沒有起色，仍舊停留在中段班。來做腹部和足部按摩時發現，腹部和足部的狀況真的可以用亂七八糟來形容。葛文是一個樂觀向上的年青人，媽媽笑著說，他的生活作息也是亂七八糟。葛文不挑食，胃口好，很喜歡吃零食，特別是口味重，油膩的東西，如炸雞、洋芋片、肉圓、巧克力、牛肉麵、麻辣鍋等，三餐外加宵夜，可說是肚滿腸肥。

　　「腸道不清，腦袋昏昏」可以用來形容葛文目前的情況，腸道系統是人的第二個大腦，掌握生命能量供應的關鍵，如果不能正本清源，大腦就會一直遭受毒素的攻擊，記憶力、分析力、判斷力、推理能力都會遭到扼殺，書就讀不好。經過腹部和足部按摩調整後，腸道清清，記憶清晰，葛文現在已經是知名大學的高材生了。

機的、統一的整體。例如肝與膽相表裡，主筋，開竅於目；心與小腸相表裡，主血脈，開竅於舌；脾與胃相表裡，主肌肉、四肢，開竅於口；肺與大腸相表裡，主氣，開竅於鼻；腎與膀胱相表裡，主骨、髓，開竅於耳等。

腹部與臟腑關係

黃帝內經《靈樞·脹論》說：「夫胸腹，臟腑之郭也。」指出了胸腹部是五臟六腑所在的地方。就腹部而言，有胃、脾、肝、膽、腎、小腸、大腸、膀胱、三焦、女子胞都位於腹中；心和肺位於胸中，心和肺都是嬌臟由胸骨和肋骨保護，但透過臟腑經絡的表裡絡屬關係可以和小腸、大腸互相聯繫，相互調整，如：心和小腸表裡相通，肺和大腸表裡相通。

黃帝內經《靈樞·外揣》說：「司外揣內，司內揣外。」說明了人體內部的一切變化，經由腹部與臟腑的表裡關係，腹為表，臟腑為裡，可以在腹部的表面上看到或觸摸到疾病的體徵。如同《丹溪心法》裡說的：「有諸內者，必形諸外」，可知腹與臟腑的關係是非常緊密的。

在腹部按摩的過程中，我們可以經由觀察、感覺、按壓和觸摸反應物等，來推斷腹部按摩的部位和調理手法，適度的刺激腹部體表疏通經氣，調節人體臟腑氣血營衛功能，開啟人體組織的自癒能力。

補元氣·調元氣

腹部按摩的功能，就是「疏通」，疏通氣和血。一是疏通「氣」，行氣通經，使氣機通暢能量充足；一是疏通「血」，血行無礙，使水穀精微能夠充養機體。氣通血行，兩者合一，臟腑器官運行健旺，身體修復的能力和抵抗疾病入侵的能力大大增強。

當我們看到一位身體虛弱的人、生病的人或者是大病初癒的人，第一個感受是這個人元氣不足，似乎非常的虛弱，隨時有撐不住的感覺。當健康狀況逐漸變差時，常會有好心人建議吃某些東西，可以補元氣；喝某些東西，可以提升元氣。我們去探病時，總是會帶些補品，想給病人補補身體、補補元氣，好讓他可以早日康復。

「元氣」是無法用補的，元氣又叫做先天之氣，人出生時元氣就存在體內，是來自於父

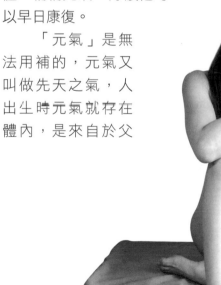

母給予的生命之氣，是不能用補的方法來補充元氣的。人天生擁有多少元氣，就是擁有那麼多，用完了就沒有了，生命也就到盡頭。

　　元氣是不能用補的，但是卻可以用「調」的，我們可以用調元氣的方法，來幫助元氣不足的人迅速恢復元氣。腹部按摩就是一個很棒的「調元氣」的方法，調後天之氣，調理先天之氣。

　　元氣足或元氣不足和身體健康狀況是正相關的。元氣足，身體一般比較好，即使生病了，也可以很快就復原了；元氣不足的人，身體狀況就比較差，精神和情緒都處於不穩定的狀態，但還不算是生病狀態。元氣不足的人生病了，有可能會併發其它疾病，復原的速度會比較慢。

　　一個人健不健康，我們可以觀察這個人表現在外的精、氣、神，特別是「氣」的表現。一個健康的人會給人精旺，氣足，神清的感覺，身體活力足，身鬆腳輕，意識清明，記憶力佳，處事條理分明，效率高。不健康的人，一定是「氣」不足，給人的感覺是精神萎靡，還沒睡醒的樣子，身體虛弱無力，記憶力差，言語表達不清楚，忘東忘西的，說話顛三倒四。

　　元氣不足的人，會從身體的一些小毛病、小症狀開始，比如容易累，時常感到疲倦、肢體不明原因痠痛、心煩、浮躁、注意力無法集中等身心問題，到醫院檢查，又找不出原因，醫生告訴你，你沒病，要你放心，心情保持平靜，回家多休息，自然就會好。這時候，大部分的人都會想既然醫生說沒有病，但是身體確實又覺得不舒服，一定是元氣不足，那就補補元氣，儘快把活力找回來吧。當心方向錯了，越補越大洞，造成腎臟的負擔，洗腎人口一直居高不下，都是與用錯的方法補身體有關。

　　氣不足的關鍵，在於氣的阻塞、瘀積。氣必須行走在經絡裡，不能受到阻塞，不能瘀積，要能通行無阻，氣暢通，精血足、神清氣爽，身體才能生機蓬勃，精神抖擻。

　　氣阻塞了、氣瘀積了對身體有什麼影響呢？如果氣阻塞、氣瘀積在身體的某個部位，對這個部位就是一種傷害，

比如氣長期瘀積、阻塞在肝的部位，對肝製造酵素、胺基酸、消化酶、處理身體廢棄物的功能一定會降低，初期是肝功能失調，長時間可能演變成脂肪肝、慢性肝炎、肝硬化，甚至於肝癌等病變。

氣瘀積在腸，使腸功能失調，腸蠕動不足，初期可能只是腹脹、便祕，長期下來就可能轉變成腫瘤、腸癌等危險病徵。可見氣不足對身體健康的危害是非常重大的。

氣不足、氣阻塞、氣瘀積會造成我們身體上的問題，最好的辦法是就是藉由腹部按摩來疏通經絡，讓氣通暢無阻，氣行血足，就可以使身體燃料充足，機能旺盛，修復能力夠，抵抗力足，痠痛、細菌、病毒自然不敢接近。若置之不理，氣滯血淤，濁氣阻塞，越積越多，對身體的傷害越大，五臟六腑受害嚴重，肌肉筋骨、四肢百骸就會僵硬痠痛，小毛病越積越多，調理起來越麻煩，調理的時間就越久。

腹部與五臟六腑

首先要說明的是，藏象學說中的臟腑名稱與現代醫學所稱的臟器名稱相同，但是在生理、病理活動的定義中，卻是完全不相同的。藏象學說中所稱的臟腑生理功能，包含著現代醫學中好幾個不同臟器的生理功能。特別的是，傳統中醫學裡的臟腑器官，除了指現代解剖學的實質臟器外，更重要的是對人體臟器活動的生理功能和病理變化的概括。

《黃帝內經》一書中，把人體內的臟器區分為臟和腑兩部分。臟，是指臟腑，包括肝、心、脾、肺、腎等五臟和膽、胃、大腸、小腸、膀胱、三焦等六腑以及奇恒之府的腦、髓、骨、脈、膽、女子胞等。而象，是指身體內臟活動表現於外部的各種生理、病理現象。藏象，即是指臟腑的器官活動表現在外的徵象或形象。所以，藏象學說即是

見證足體按摩的效果！

例七

華哥48歲，是汽車業的頂尖銷售員，責任心重，工作繁忙，應酬不斷導致生活作息不正常，備受失眠困擾。

每日都會上健身房運動，對於自己的體能狀況非常有信心，雖然持續在運動，但是他的腰圍還是超過標準，由於華哥身高並不高，因而肚子顯得特別大。由於腰部一直卡卡的，既痠又痛，體重又持續增加，胃口卻變差，感覺記憶力減退。不覺得自己有生病，並沒有去看醫生。

家人覺得一定有問題，請人幫他做腹部和足部按摩活絡腹腦神經系統，調理過後整個人煥然一新，腹腰背整個肌肉都覺得放鬆了，感覺氣血能量充灌整個臟腑器官，精神非常振奮，直呼太神奇了。

用整體觀念來觀察人體內部各臟器的活動與關聯，並且經由表現在臟器上的生理功能和病理變化現象，歸納出臟腑活動的規律和相互關係。

臟腑實為病

五臟六腑指的是什麼？五臟，即心、肝、脾、肺、腎的總稱，其中心、肺在橫膈膜之上，屬於胸腔；肝、脾、腎在橫膈膜之下，屬於腹腔。

就生理功能而言，五臟屬於實體性器官，主要是藏精氣，即化生水穀精微和貯臟精、氣、血、津液等精微物質，用來維持複雜的生命活動。所以《素問‧五臟別論》說：「五臟者，藏精氣而不瀉也，故滿而不能實。」若實則為病，因五臟貯在的是精微物質，必需能即時供應給身體其他器官使用，否則身體機能就會失調；若瀉則病重，

因為五臟的精微物質極度不足，也就沒有能力提供給其他器官使用，導致器官病變，所以五臟必須以調和為貴。

六腑，即膽、胃、小腸、大腸、膀胱和三焦的總稱，這六個器官全屬於腹腔，可見腹部的是非常重要的部位。

六腑的生理功能特點，六腑多為中空的器官，主要的功能是傳化物，即受納腐熟水穀精微，傳化和排泄糟粕，對食物精微做輸送、消化、吸收、和排泄的動作。所以《素問‧五臟別論》說：「六腑，傳化物而不藏，故實而不能滿也。」六腑消化、傳導、輸布水穀精微，經常充盈水穀精微而不貯藏精氣，因此傳化物而不藏，故雖有積食而不能滿。若藏則為病，即輸送、消化和吸收的功能不佳，則會使身體起不良反應；若實則病重，即傳化水穀功能不良，再加上排泄功能不佳，造成疾病的產生，所以六腑以通為順。

見證足體按摩的效果！

例八

一位20多歲的年輕小姐，每天上班神情都非常鬱悶，同事關心問候，表示壓力大，工作忙碌，已經有五天沒有排便了，即使吃了藥也排不出來，肚子實在很不舒服。平時即使有便意，因為時間、場合不合適，只好暫時先忍著，等到有空時，便意消失了，即使久坐馬桶也排不出來，現在腹部脹得很難受，真的很悶啊！一個曾經有經歷此狀況的較年長同事獲知後，熱心的來關懷，觀察發現她的腹部確實非常鼓脹，觸摸下腹部肌肉卻堅硬如石，並非結實有彈性。斷定是腸道積了太多的乾結堅硬的糞便引起的，教她如何做腹部和足部按摩來調理腸道。回家後自己依著同事教的方法按摩，隔不久即有便意，上廁所時輕鬆多了，心情非常愉悅。

奇恒之府，即骨、髓、腦、脈、膽、女子胞（子宮）等，它的功能形態似臟非臟，主臟精氣而不瀉，似腑非腑，介於臟腑之間，故稱為奇恒之府。其中除了膽以外，骨、髓、腦、脈、女子胞都沒有表裡關係，也沒有五行生剋關係，但是與奇經八脈有關連。《素問・五臟別論》説：「腦、髓、骨、脈、膽、女子胞，此六者，地氣之所生也，皆藏於陰而象於地，故藏而不瀉，名説奇恒之府。」

腹部是人體經脈最密集的部位

腹部按摩保健是以腹部為治療的重點。由於經絡有固定的循行部位和絡屬的臟腑與組織器官，我們可以依據體表相關部位發現的生理、病理變化，藉由經絡溝通人體表裡內外的氣血能量通路，知道在臟腑組織的生理功能失調時，會在人體的特定部位反映出這個器官的疾病徵候。

在經絡循行分布的通路上出現明顯的結節、沙狀或條索狀等反應物，或者是產生痠、麻、脹、痛，或者是相對應部位的皮膚色澤、形態、溫度等產生變化。經由觀察、按壓和觸摸反應物等，來推斷腹部按摩的部位和手法，用適當的力量刺激腹部體表以疏通經氣，調節人體臟腑氣血功能，開啟人體組織的自癒能力，讓腹部按摩發揮更大的養生和保健效果。

腹部是人體經脈分布最密集的部位，也是經氣最集中的部位，先天之精，後天之精，命門都位於此部位。十二經脈中除了足太陽膀胱經循行於背部沒有和腹部有直接關聯外，其餘十一經脈都有直接的聯繫。如足陽明胃經、足少陽膽經、足太陰脾經、足少陰腎經、足厥陰肝經、手太陰肺經、手少陰心經、手厥陰心包經、手陽明大腸經、手太陽小腸經、手少陽三焦經。

奇經八脈中除了督脈及陽維脈、陽蹻脈沒有直接聯繫外，其餘都有直接的聯繫。如任脈、沖脈、帶脈、陰維脈、陰蹻脈等。

神奇的腹部結構
腹部器官都是由肌肉組成的

人體的肌肉組成主要分為三種：骨骼肌、平滑肌和心肌。

附著於骨頭上的肌肉纖維，稱為骨骼肌。組成胃、腸道、血管、氣管、脾、胰等內臟器官的肌肉組織，稱為平滑肌。心臟由心肌組成。骨骼肌可以受人的意志支配，經由運動神經可隨意活動，又叫做隨意肌。

肢體的每一個動作，不管簡單的動作，或是複雜的動作，都不是由一塊肌肉完成的，而是由許多的肌群共同協調完成的，這個協調的工作則由神經系統掌控。支配骨骼肌的神經系統有運動神經、感覺神經和交感神經系統。運動神經支配骨骼肌的收縮活動。感覺神經可傳導肌肉中的觸覺、壓覺、溫度和痛覺。肌肉中的交感神經系統，主要是調控肌肉的營養、代謝和生長。

身體或心理方面，長期處於緊張的生活環境中或持續固定的姿勢不變，容易使肌肉維持在持續緊張的狀態中，若沒有適度的

放鬆，緊繃的肌肉會發展為僵硬和疼痛。在緊繃和痠痛的狀況下，肌肉、筋鍵、關節和骨頭的活動範圍會受到限制，日復一日，將使肢體動作失去平衡，或肢體功能局部喪失。如肩頸痠痛、腰痠背痛、長腿腳、脊椎側彎、焦慮或沮喪等問題。

骨頭支撐著肌肉，肌肉包覆著骨頭，連結不同的骨頭，控制和維持人體的動作。血液提供肌肉活動所需的能量，並將肌肉細胞產生的廢物和二氧化碳帶走。肌肉的運動神經系統支配肌肉如何進行動作。如果肌肉中的血液無法提供肌肉纖維足夠的能量，肌肉將會失去動力，長期下來會使肌肉萎縮。肌肉中的運動神經如果受到傷害，會使器官失去正常的功能，即使四肢健全，肌肉發達，都無法讓身體動彈一分一毫。例如因意外使神經受損的人，因而造成下半身癱瘓的人，即使雙腳功能正常，也無法使其正常的行走。

只要是身體的臟器或肢體的活動一定需要功能健全的肌肉協助，而任何肌肉的活動，都會使肌肉進行收縮與舒張，血液流量增加供給養分，幫助運動神經與大腦頻繁協調，避免不正確的動作造成身體損傷。若肌肉是持續處於緊繃和僵硬下，過度的使用肌肉，會使肌纖維慢性發炎和痙攣，肌肉將劇烈疼痛並且失去功能。

腹前外側壁的構造

在腹部解剖上，腹部前外側壁，約可分為皮膚、淺筋膜、肌層、腹橫筋膜、腹膜外筋膜、壁腹膜、血管、淋巴及神經等組織，共同構成腹前外側壁，為內臟器官提供堅實的保護。現在簡述如下：

皮膚

在腹前的外側壁上，屬於淺層結構，與外面直接接觸，皮薄且富有彈性。在腹前外側壁皮膚的感覺神經分布上，有第7肋間神經分布於劍突的皮膚肌層內；第10肋間神經分布於肚臍皮膚肌層內；第1腰神經分布於腹股溝韌帶的皮膚肌層內。

淺筋膜

由結締組織和脂肪層組織構成，屬於腹壁的淺層結構。淺筋膜層內有腹壁淺動脈、腹壁淺靜脈、腹壁淺淋巴管和皮神經系統。腹前外側壁的淺靜脈特別多，特別集中在肚臍附近。

肚臍以上的淺靜脈向上流入腋下靜脈；肚臍以下的淺靜脈則匯入大隱靜脈，使上腔靜脈系統和下腔靜系統共同構成完整的靜脈循環系統。

腹前外側壁的淺淋巴系統，在肚臍以上者向上流入腋下淋巴結，肚臍以下者則流入腹股溝淺淋巴結。

肌肉層

腹前外側壁的肌肉層主要由腹直肌、腹內斜肌、腹外斜肌組成，屬於腹前外側壁的深層結構。腹直肌位於腹正中線兩側，有橫向的肌腱，肌腱內有血管通過。在腹直肌的後面有腹橫筋膜、腹膜外筋膜和壁腹膜等肌層組織。

腹外斜肌的肌肉纖維層走向，從外上斜走向內下，在髂前上棘處與肚臍連線附近變成為腱膜組織。腹內斜肌的肌肉纖維層走向，自腹股溝韌帶的外側、髂脊及胸腰筋膜交接處，斜走向內上，到腹直肌的外側緣處變成為腹膜組織。

腹知健康

腹部怎麼告訴我們身體健康與否？可以用手指或手掌部來感覺腹部的溫度、皮膚是潤或澀、皮下是否有結塊積聚、痞塊、腫脹和疼痛等異常病理反應。這些可察知的體表徵兆，在進行腹部按摩時可以幫助我們掌握腹部狀況，有助於身體不適症狀的排除。

腹部病理反應物

(1)觸摸腹部的皮膚時，可以得知腹部皮膚的溫度和濕度，有助於判定寒熱虛實的體質。在情緒平和的狀態下，若皮膚的溫度和濕度高於一般的溫度，且無熱無汗或汗出不多，常為外感發熱；若汗出如油，為陰虛。若皮膚的溫度和濕度低於一般的溫度，自覺發熱，而溫度不高，多為虛寒；若皮膚清涼，則為陽虛；或者是被按摩者自覺發熱，但摸之溫度不高，多屬虛熱。

(2)在上腹部，按壓有硬痛感者，為心下痞滿，痰熱水結；按壓時有軟結者為虛痞，即脾虛氣滯。

(3)脅肋部位是診斷肝臟、膽、脾臟疾病的重要部位。右側脅肋下若有結塊，脹滿痞痛，為氣鬱或者是堅硬拒按，為血積，屬於肝膽病的範圍；左側脅肋下若有結塊，脹滿痞痛，為氣鬱或者是堅硬拒按，為血積，屬於脾病的問題。

(4)脘腹（胃區）脹痛、喜按為虛症，拒按為實症；喜歡喝熱飲為寒症，喜歡吃冰冷的食物為熱症。

(5)臍腹疼痛難忍，左腹下部按之有塊狀者為燥屎，此部位為現代醫學的降結腸部位可以摸到硬結的大便。大便色黑，如瀝青狀，可能是腸出血。

(6)小腹部脹滿拒按，排尿困難或者排尿不通利，為尿瀦留。

腹部按摩與神經反射作用

自主神經系統控制著內臟器官的生理活動，因此內臟的生理活動不受大腦意識支配。以胃酸為例，你不能任意的想增加就增加，想減少就減少。

自主神經系統又分為交感神經系統和副交感神經系統，兩者作用和功能恰恰相反，必須相互調節、相互為用才能維持人體正常的生理活動機能。大多數的內臟器官都由交感神經系統和副交感神經系統做雙重調節和支配。以胃為例，當交感神經興奮時，會抑制胃的平滑肌蠕動，肌肉收縮力降低，使胃腸的活動減弱；相反的，當副交感神經興奮時，則可增進胃的平滑肌蠕動，使其肌肉收縮力增強，造成胃腸活動加快。這是接受交感神經和副交感神經雙重支配的明顯例子，其它的內臟器官如大腸、小腸、腎臟、子宮、攝護腺、膀胱等等也是同樣的受自主神經支配而影響生理活動的平衡。

肌肉壓迫內臟神經

肌肉僵硬會引起疼痛，肌肉太過鬆軟也會造成疼痛。如果脊椎兩側的肌肉一側太過緊繃，一側太過鬆弛，則會造成脊椎側彎。脊椎是五臟六腑和肢體與大腦聯繫的重要神經通道，緊繃的肌肉又會壓迫到脊神經、內臟神經、交感神經、副交感神經和胃腸神經系統，使受到壓迫的內臟器官組織功能失調。

有一位好朋友在工作時搬重物，扭傷腰部，疼痛持續多年，一直無法治好。為避免疼痛，身體刻意避開使用受傷的部位，不久後發現有長短腳，且腰肌受傷的一側有肌肉萎縮現像。

經過腹部按摩調整後，淺層到深層，一層一層的將肌肉鬆開，使肌神經有足夠的空間舒展，讓氣血通行無礙，血液循環暢通，帶來大量的營養物質和氧氣提供給肌層組織運用，並將積存在肌肉細胞間的肌酸廢物和二氧化碳帶走，使肌肉獲得滋養，恢復韌性和彈性。經過數次的腹部按摩後，疼痛、痠痛首先消失了，身體取得平衡後，長短腳的問題也獲得解決了。

吃進去到排出要多少時間？

每天吃進身體的食物，經由食道、胃、小腸、大腸等消化道，完全消化需要48至72小時才能完成，這些食物大部分的時間會在腸道停留，在腸道進行吸收和消化，剩下的廢物最後經由直腸肛門排出體外。

如果你沒有每天將廢物排出去，這些廢物每天累積、停留在體內，一定會對身體造成不良的影響。每天排除廢物，讓腸道保持乾淨，精神氣色自然佳，皮膚變得有彈性，身體自然老化得慢一點。

腹部裡有什麼？

對腹部體表標誌清楚的認識和理解，可以幫助我們認識在皮膚表面下內臟器官的位置。

在「腹部按摩保健法」的按摩操作上，對不同的內臟器官採用不同的按摩手法和按摩方向，可以取得更大的預防、治療和保健的效果。

腹部的範圍，在上端以橫膈膜為界，下端以恥骨聯合和腹股溝為界，前面和側面為

腹壁，後面為脊柱和腰肌。

在腹腔內有消化系統（胃、小腸、大腸）、生殖系統（子宮、卵巢、攝護腺）、泌尿系統（腎臟、輸尿管、膀胱、尿道）、肝臟、膽囊、脾臟、胰臟、腎上腺等器官。

由此可知在腹部腔內有很多重要的器官和組織，由於腹腔空間有限，內臟與內臟之間大多緊緊相鄰、相互重疊交錯，所以在做腹部按摩時必須仔細的分辨內臟器官的正確位置和層次，再判斷該採取何種腹部按摩手法以及該施加多大的按摩力道。

腹部體表標誌

腹部體表標誌的有以下的特徵：

(1)**胸骨劍突**：位於胸骨的下緣突出部，腹部的最頂端，屬於胃脘區，為胃的診斷區。

(2)**腹上角**：是兩側肋弓的交角，為劍突根部，為胃的診斷區。

(3)**肋弓下緣**：由第8肋到第10肋軟骨構成的前緣部位，稱為肋弓下緣。其下緣為體表腹部的上邊界，常用做腹部分區標誌的參考點，也是肝臟和脾臟的診斷區。

(4)**臍**：位於第3到第4腰椎之間，是腹部的中心點，其周圍有豐富的血管淋巴，為小腸的診斷區。

(5)**髂前上棘**：為骨盆的髂脊前方突出點，常用做腹部分區標誌的參考點，是結腸的診斷區。

(6)**腹股溝韌帶**：骨盆兩側的腹股溝韌帶與恥骨聯合上緣共同構成腹部體表的下界。為結腸、膀胱、子宮的診斷區。

(7)**腹中線**：位於腹前壁上兩腹直肌中間的腱性正中線，由三種不同特性的扁平肌纖維構成腹肌腱膜，為體表標誌的參考線。

(8)**腹直肌外緣**：相當於鎖骨中線的延伸，右側肋弓下緣與腹直肌外緣交界處為膽囊點，是膽的診斷區。

(9)**腹直肌肌腱**：在腹直肌表面可見到數條橫溝即為肌腱。共有三條肌腱：一在臍部正中線的兩側；一在胸骨劍突與臍之間的正中線兩側；一在與胸骨劍突尖部齊平的正中線兩側。

腹部體表分區法

根據腹部體表標誌，將參考點作為畫線的依據，將腹部畫分為數個區域，以方便分辨內臟器官在腹腔內的位置，對於器官的診斷和按摩提供幫助。最常用的分區法是腹部九區法和腹部四區法。現在說明如下：

腹部九區法

用四條線相交成井字形，在腹部區分出九個部位。其畫法是由兩條垂直線和兩條水平線將腹部畫分成「井」字形的九個區域，兩條垂直線是由左右髂前上棘與腹中線連線的中點；上面的水平線為左右肋弓下緣的連線，下面的水平線為左右髂前上棘的連線。兩條垂直線和兩條水平線相交將腹部分為上腹部區、中腹部區、下腹部區、左右上腹部區（季肋部）、左右側腹部區（腰部）和左右下腹部區（髂窩部）等九個區，稱為「腹部九區法」。

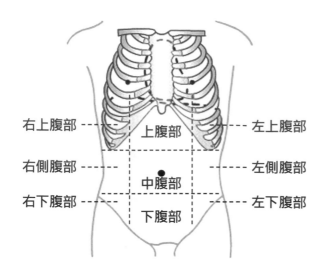

腹部九區法和內臟器官的對應關係：
(1)**上腹部區**：有胃、十二指腸上部、胰臟頭部和胰臟體部、肝臟左葉、橫結腸、腹主動脈和大網膜等。

(2)**中腹部區（臍部）**：有十二指腸下部、空腸及回腸、橫結腸、輸尿管、腹主動脈、大網膜、腸系膜及其淋巴結等。

(3)**下腹部區**：有回腸、乙狀結腸、直腸、輸尿管、膀胱和子宮等。

(4)**左上腹部區（左季肋部）**：有胃、脾臟、結腸左曲、胰臟尾部、左腎臟和左腎上腺等。

(5)**右上腹部區（右季肋部）**：有肝臟右葉、膽囊、結腸右曲、右腎臟和右腎上腺等。

(6)**左側腹部區（左腰部）**：有降結腸、空腸、回腸和左腎臟等。

(7)**右側腹部區（右腰部）**：有升結腸、空腸和右腎臟等。

(8)**左下腹部區（左髂部）**：有乙狀結腸、女性的左側卵巢和左側輸卵管、男性的左側精索和淋巴結等。

(9)**右下腹部區（右髂部）**：有盲腸、闌尾、

回腸、女性的右側卵巢及右側輸卵管、男性的右側精索和淋巴結等。

腹部四區法

以肚臍為中心點，分別畫一條水平線和一條垂直線，兩線相交於肚臍，即可將腹部畫成四個區域，分別為左上腹區、左下腹部區、右上腹部區和右下腹區等四個區。

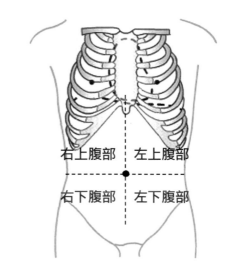

腹部四區法和內臟器官的對應關係：
(1)**左上腹部區**：有肝左葉、脾臟、胃、胰體、胰尾、小腸、左腎、左腎上腺、結腸左曲、部分橫結腸和腹主動脈等。

(2)**左下腹部區**：有乙狀結腸、降結腸、小腸、膀胱、左輸尿管、子宮、女性的左側卵巢和左側輸卵管、男性的左側精索等。

(3)**右上腹部區**：有肝、膽囊、胃幽門、十二指腸、胰頭、小腸、右腎、右腎上腺、結腸右曲、橫結腸、腹主動脈等。

(4)**右下腹部**：有小腸、盲腸、闌尾、升結腸、膀胱、右輸尿管、子宮、女性的右側卵巢和右側輸卵管、男性的右側精索等。

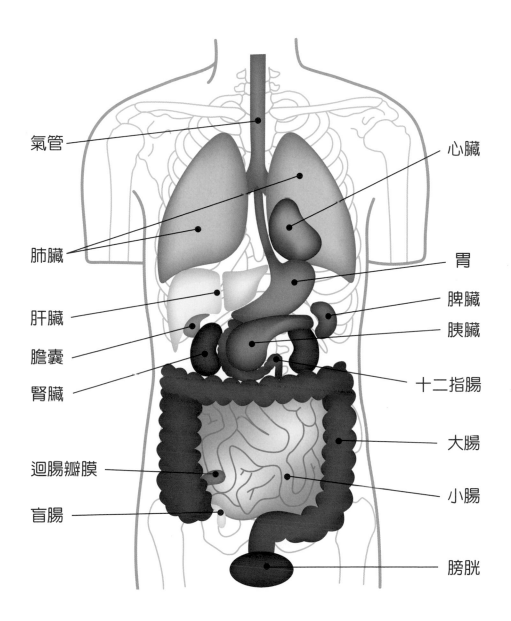

氣管

心臟

肺臟

胃

脾臟

肝臟

胰臟

膽囊

腎臟

十二指腸

迴腸瓣膜

大腸

盲腸

小腸

膀胱

人體五臟六腑的透視圖

腹部按摩的手法和技巧

順著肌肉組織按摩

　　腹部按摩是對內臟器官直接或間接的施加壓力，這種壓力會對腹腔、骨盆腔和胸腔的組織結構產生很大的影響。腹腔內部有實質性器官，如肝、胰、脾、腎等；有空腔性器官，如胃、十二指腸、小腸和結腸等；又有皮膚層、腹肌層、胃腸平滑肌、腸系膜、腹主動脈、腹主靜脈網路、自主神經系統、內臟神經叢、淋巴系統等組織。

　　在腹部按摩的手法上要靈活運用，在不同的腹部位置，使用不同的力度，作用在腹部的按摩強度要拿捏精準，在肌肉方向、施力節奏方面要控制得當。

　　進行腹部按摩的人要對身體組織有一定程度的瞭解，在按摩時必須依照身體的骨骼結構方向或肌肉的紋理方向做順向或環狀的按摩運動，避免按摩過當，反而造成身體傷害。

補、瀉

　　腹部按摩應用中醫學「緩摩為補」、「急摩為瀉」的概念。

　　「緩摩為補」，即用較輕柔的、緩慢的摩擦手法來進行「補氣」的作用，以補充身體機能不足的虛症。腹部按摩的補法可興奮身體內部器官，讓生理機能健旺，達到「以氣補虛」的功效。

　　「急摩為瀉」，即用輕柔的，快速的手法來進行「瀉氣」的作用，此法用於實症的人，將過躁、過旺的生理機能「瀉實」以緩

和器官的壓力。

　　腹部按摩的主要目的是除去身體上的不適。用按摩的方法來化解病理反應物和減輕肌腱、韌帶的緊繃和壓力，緩解肌肉痙攣緊張，恢復肌肉及韌帶原來的強度和彈性。

　　進行腹部按摩時不可以過度施加力量，這樣會造成皮表瘀血、抽筋或者使肉眼看不到的體內肌肉和內臟損傷。因此按摩力道的控制必須小心為之，不同臟器的病理變化，需運用不同的腹部按摩手法，搭配不同的力度和節奏來調理。

腹部按摩技巧

　　在腹部按摩的手法上，以較短的時間用急速的快節奏、較重的力量給予腹部刺激，可興奮交感神經系統，抑制副交感神經系統；以較長的時間以緩和的慢節奏、較輕柔的力量給予腹部刺激，可興奮副交感神經系統，抑制交感神經系統。

　　在腹部按摩的臨床上，當交感神經系統處於抑制狀態時，副交感神經系則處於興奮狀態，會使胃腸肌肉層的血流量增加，肌肉纖維張力增高，可以促進腸胃的蠕動，幫助消化吸收。

　　腹部按摩在腹部的按摩技巧上，可運用手指、手掌或工具將力量滲透至內臟器官上做深度的按摩。這是一種直接對內臟器官刺激的按摩技巧。對胃腸做深度的按摩，可增進胃腸的平滑肌，胃壁內的微血管擴張和加強淋巴的功能，促進對食物的消化吸收和運送。

　　以緩和的、輕柔的力量對腹部肌肉刺激，可舒緩肌肉的緊張性，增加血液和淋巴

的流量，可以幫助肌肉因緊張產生的的肌酸儘速排出。這種舒緩的手法，可解除內臟器官因緊張而造成的痙攣，緩解內臟器官的反射痛、牽引痛，提高自體細胞的自癒力。

　　而緩慢的、較重的力量對腹部內臟器官直接刺激，會對腹腔產生物理性的擠壓力和排斥力。這種深透的手法，可將力量直接深入，對中空腔性器官的蠕動有很大的幫助，可增加固體食物、液體和氣體的移動速度，加速排空，例如：脹氣的人，容易排氣，氣排出後就不會再感到脹氣了；便祕的人，經過腹部按摩後，腸道的彈性和活力恢復，使便便輕鬆排出。

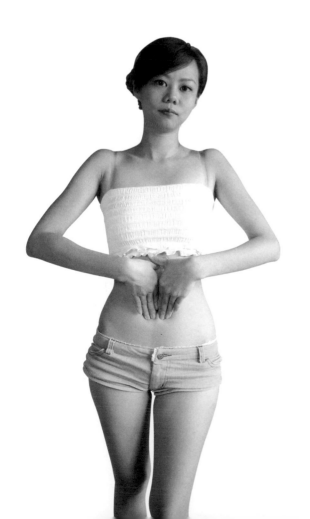

腹部按摩手法

　　腹部按摩的手法主要以揉、摩、按、推、拿、點法為主要手法，在這些手法的基礎上進行各種技巧變化。在運用上，可以互相配合交互使用，將按摩的作用力深入身體各種不同組織層次，首先是皮膚層內，接著是肌肉層次，最後達到內臟器官組織層，不同的層次有不同的淋巴、動靜脈血管、神經系統、肌肉結構和系膜組織。依據不同的虛實體質，不同的身體狀況，將腹部按摩手法靈活配合運用，會加倍按摩的效果。

揉法

　　揉法有鬆弛肌腱、肌肉組織和骨關節的功用。揉法比摩法的力道強且深入，有活血化瘀、消腫止痛、消積導滯等作用。

　　揉法可以用單手或雙手操作，用大拇指、四指和掌心、掌跟、掌側或魚際貼附在肌肉或肌肉骨節處進行有規律的運動，力道要均勻，力量的運用，須依照不同的體質與要按到的臟器做調整。

摩法

　　摩法具有安神止痛，解鬱消滯，活化氣血的功效。摩法可以活絡氣血，消痛去瘀，活化氣機，使副交感神經系統興奮，促進腸胃道生化功能，讓血液、淋巴系統新陳代謝加速，有利於營養物質和廢棄物的交換。例如，腸絞痛的人，小腹部位會感到異常的疼痛，此時可用摩法，給予輕輕的撫摩，促進腸平滑肌放鬆，讓血液流通無阻，解除腸平滑肌痙攣的狀態。摩法也可讓腸道沾黏的人，慢慢的鬆開，解決長期疼痛的困擾。

摩法可以用單手或雙手的大拇指或二指、三指、無名指的指腹，或者是用掌心、掌跟、掌側、魚際等部位，貼附於體表肌肉上做有節律的輕柔運動。

按法

按法具有通氣止痛，行氣補血的功效。按法可針對特定的部位，如阿是穴、穴位、疼痛點，予以按壓調理，可以通經氣止疼痛舒緩不適感。可預針對特定的穴位按壓，即是給身體行氣補身的動作，對臟腑生理機能失衡，有很大的功效。例如胃脹氣時，按壓上脘、中脘、下脘可以解除脹氣的不適感。

按法可以用單手或雙手的大拇指、手指或掌面著力於體表部位或穴道上，緩慢的用力下壓，並稍做停留，使力道得以滲透進入體內。

推法

推法具有消積解壅，疏理瘀滯氣血的功效。例如，便祕的人可從腹部推直腸、乙狀結腸、降結腸，幫助腸道加速蠕動，排出久臟乾硬的糞便。或者是在腹部發現初起的病理反應物，氣血瘀滯，可用推法在有病理反應物的部位按摩，讓組織鬆軟，將病理反應物推散使其逐漸消失，依照經絡臟腑表裡關係，相關連的內臟器官組織也將逐漸康復。

推法，可用單手或雙手的大拇指、掌面、掌跟、掌側或魚際，貼附在體表肌肉組織上進行有節律的快慢動作。推法力道較大，不適合用在肌肉少骨頭細的部位。

拿法

拿法可鬆解僵硬的肌層組織或者使鬆軟無力的肌層組織逐漸恢復彈性。順著經絡循行路線拿捏，可疏通經絡瘀積的氣血能量。

拿法，可用單手或雙手的大拇指和其餘四指輕揉拿定腹部肌肉之後，再將指端深入肌肉和肌腱縫隙中，輕輕的捏、揉、撥鬆緊繃的肌層。

點法

點法是針對穴位或是病理反應物直接施力點壓，使其通經活絡，消積化瘀，強化臟器功能。

點法可用單手或雙手的大拇指或食、中和無名指垂直施力於穴位或病理反應物上。此法力道強大，必須小心使用。

腹部按摩保健法注意事項

(1)進行腹部按摩保健法的人，在按摩前1小時，最好不要吃東西或喝太多水，避免在按摩時引起腹部不適。如要吃東西，請在腹部按摩後至少半小時後再進食。

(2)進行腹部按摩後，必須補充適量的水分，水分可少量多次飲用。喝多少水，可因人而異適量飲用。

(3)腹部按摩前應讓緊張的情緒抒解，放鬆心情。以愉快、期待的心情，享受腹部按摩保健法的奇妙之旅。

(4)在進行腹部按摩之前，必須將雙手清洗乾淨，修剪指甲，將手上的裝飾物取下，避免傷害身體。

(5)對久病體虛者、老人、孕婦和小孩，須特別小心按摩，禁止採用較重的腹部按摩手法。

PART 3

足體按摩症狀篇

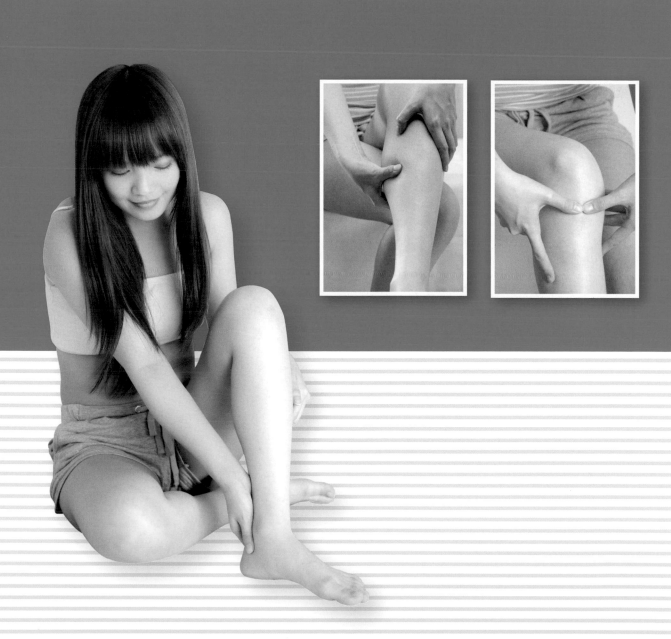

足體按摩症狀 **1**

腰痠・腰痛

久坐，久站，需長期維持某一姿勢或搬重物，以及缺少運動的人，容易造成腰痠、腰痛。引起腰痠、腰痛的原因很複雜，總歸是腰部軟組織損傷、腰椎骨質增生或內臟器官發生病變都會引起。腰部的健康，必須依賴於精血能量充盈，氣血運行通暢，血液運行無阻，肌肉、韌帶緊實有彈性，才能給人體的中心腰部帶來支撐的力量。

• •

《足部反應區按摩重點》
肝臟、 腎臟、腰椎、薦椎、腎上腺。

【腎臟反應區】

位於雙腳腳掌第2蹠骨和第3蹠骨之間，在腳底上距離腳趾約三分之一位置的腳底中間凹陷處。

足部反應區位置

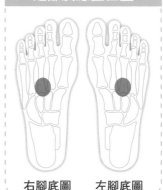

右腳底圖　　左腳底圖

【按摩棒按摩法】

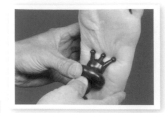

按摩棒使用扣拉法或推法。

【徒手按摩法】

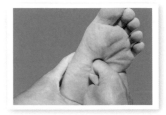

徒手使用扣拉或推法。

【肝臟反應區】

位於右腳腳底第2、3、4蹠骨和第5蹠骨之間，在肺的反應區下方。

足部反應區位置

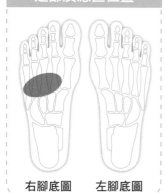

右腳底圖　　左腳底圖

【按摩棒按摩法】

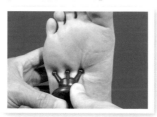

按摩棒使用扣拉法或推法。

【徒手按摩法】

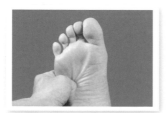

徒手使用扣壓法或推法。

【腰椎反應區】

位於雙腳足弓內側，沿第1楔骨至舟骨側緣止。

足部反應區位置

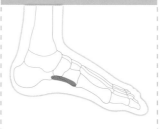

腳內側圖

【按摩棒按摩法】

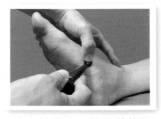

按摩棒沾油順著骨縫使用推法。

【徒手按摩法】

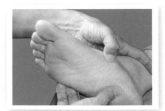

徒手沾油使用推法。

【薦椎反應區】

位於雙腳足弓內側，沿距骨下方到跟骨止。

足部反應區位置

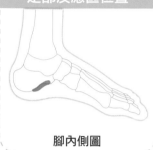

腳內側圖

【按摩棒按摩法】

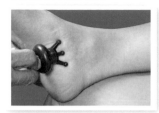

按摩棒使用推法。

【徒手按摩法】

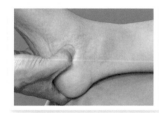

徒手使用推法。

【腎上腺反應區】

位於腳底第2蹠骨、第3蹠骨之間，腳底三分之一處，腳掌肌肉人字形交叉點中央凹陷處的頂端。

足部反應區位置

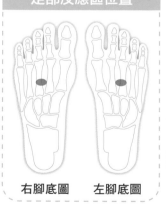

右腳底圖　　左腳底圖

【按摩棒按摩法】

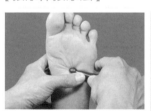

按摩棒使用點壓法或推法。

【徒手按摩法】

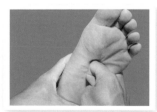

徒手使用定點點壓法或推法。

緩解腰痠、腰痛的穴道位置

有大腸俞、腎俞、膀胱俞、腰眼穴、委中穴、飛揚穴、申脈穴、僕參穴、金門穴等，在按壓穴道時停留5秒鐘，每個穴道各按摩1分鐘。

重點穴位

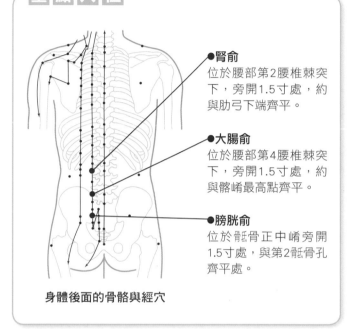

腎俞
位於腰部第2腰椎棘突下，旁開1.5寸處，約與肋弓下端齊平。

大腸俞
位於腰部第4腰椎棘突下，旁開1.5寸處，約與髂嵴最高點齊平。

膀胱俞
位於骶骨正中嵴旁開1.5寸處，與第2骶骨孔齊平處。

身體後面的骨骼與經穴

Tips
注意事項

● 搬重物時要注意正確姿勢和角度。
● 床墊要有支撐性，須符合人體工學。
● 養成運動和伸展腰背肌肉的習慣。

足部反應區加強按摩

加強按摩坐骨神經、肝臟、腎臟、胸椎、腰椎、薦椎、尾骨、髖關節、副甲狀腺、腎上腺等反應區。

足體按摩症狀 **2**

膝關節痠痛

任何年齡的人都有機會碰到膝關節疼痛的問題，原因可能是過度肥胖使膝關節負荷不了或新陳代謝異常引起痛風，運動過度所造成膝關節損傷，類風濕性關節炎和僵直性關節炎等。

《足部反應區按摩重點》
膝關節、腰椎、腎臟、腎上腺、腦下垂體。

【腰椎反應區】

位於雙腳足弓內側，沿第1楔骨至舟骨側緣止。

足部反應區位置

腳內側圖

【按摩棒按摩法】

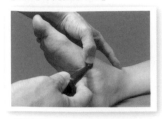

按摩棒沾油順著骨縫使用推法。

【徒手按摩法】

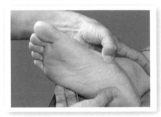

徒手沾油使用推法。

【膝關節反應區】

位於雙腳外側骰骨與踝骨所形成之凹陷處，在外踝骨的正下方。

足部反應區位置

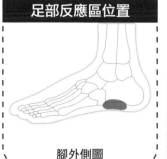

腳外側圖

【按摩棒按摩法】

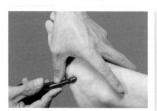

按摩棒沾油使用推法。

【徒手按摩法】

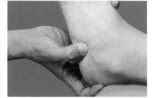

徒手使用點壓法或推法。

【腎臟反應區】

位於雙腳腳掌第2蹠骨和第3蹠骨之間，在腳底上距離腳趾約三分之一位置的腳底中間凹陷處。

足部反應區位置

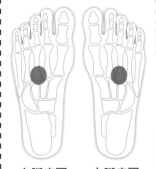

右腳底圖　　左腳底圖

【按摩棒按摩法】

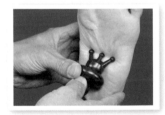

按摩棒使用扣拉法或推法。

【徒手按摩法】

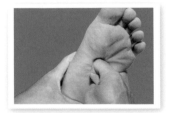

徒手使用扣拉或推法。

【腎上腺反應區】

位於腳底第2蹠骨、第3蹠骨之間，腳底三分之一處，腳掌肌肉人字形交叉點中央凹陷處的頂端。

足部反應區位置

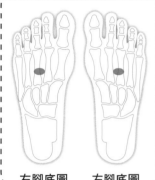

右腳底圖　　左腳底圖

【按摩棒按摩法】

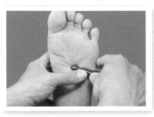

按摩棒使用點壓法或推法。

【徒手按摩法】

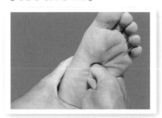

徒手使用定點點壓法或推法。

【腦下垂體反應區】

位於雙腳腳底大拇趾趾腹中間偏內側的深處。

足部反應區位置

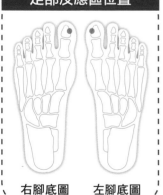

右腳底圖　　左腳底圖

【按摩棒按摩法】

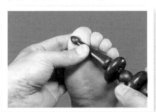

按摩棒不沾油使用滾法。

【徒手按摩法】

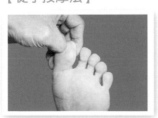

徒手使用扣壓法或推法。

緩解膝關節痠痛的穴道位置

有鶴頂穴、伏兔穴、梁丘穴、陽陵泉穴、外膝眼穴、足三里穴、犢鼻穴、膝陽關穴、懸鐘穴、內關穴等，在按壓穴道時停留5秒鐘，每個穴道各按摩1分鐘。

重點穴位

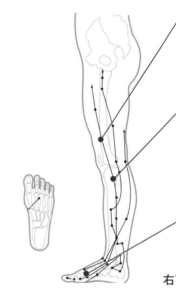

●血海穴
位於大腿內側，髕底內側端上2寸，在股四頭肌內側頭隆起處。

●陰陵泉穴
位於小腿內側，脛骨內側髁後下方凹陷處。在脛骨內側緣與腓腸肌之間，比目魚肌起點部上方。

●公孫穴
位於足內側，第1跖骨基底前下方凹陷處。

右下肢內側的骨骼與經穴

●血海穴
功效：調血清血、宣通下焦。

●內膝眼穴
功效：膝關節炎、腿疼、腳氣、中風。

●陰陵泉穴
功效：運中焦、調膀胱、化濕滯、祛風冷。

●公孫穴
功效：扶脾胃、理氣機、調血。

足部反應區加強按摩

加強按摩肩關節、肘關節、薦椎、胸椎、腰椎、肝臟、腹部淋巴、軀幹淋巴、胸腺淋巴、胃、脾、上半身淋巴、甲狀腺、副甲狀腺等反應區。

足體按摩症狀 **3**

肩頸痠痛

人體的脊椎是呈S形彎曲，由頸椎、胸椎、腰椎、骶骨、尾骨共同構成一個彎曲弧度。當長時間固定不動在同一個姿勢，會使脊椎周圍的肌肉、韌帶呈現緊張狀態，拉直脊椎的彎曲弧度，造成頸肩不舒服。持續長期的緊張狀態，會使血液循環不良，也會壓迫到周圍的神經組織，造成痠痛、麻木等症狀。

• •

《足部反應區按摩重點》

頸椎、斜方肌、肩關節、腎臟、肝臟。

【斜方肌反應區】

位於雙腳腳底在眼睛和耳朵反應區的下方，大約一根指頭寬的區域。左側的斜方肌在左腳反應區，右側的斜方肌在右腳反應區。

足部反應區位置

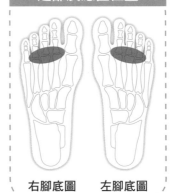

右腳底圖　　左腳底圖

【按摩棒按摩法】

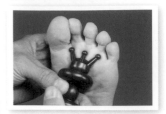

按摩棒使用扣拉法或推法。

【徒手按摩法】

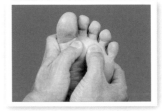

徒手使用扣壓法或推法。

【頸椎反應區】

位於雙腳腳拇趾第2節趾骨內側區域至第1蹠骨頭止。

足部反應區位置

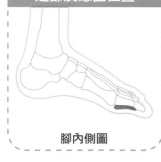

腳內側圖

【按摩棒按摩法】

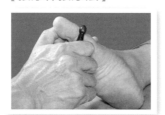

按摩棒使用扣拉法（初學勿使用此手法）。

【徒手按摩法】

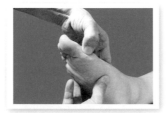

徒手順著骨縫使用推法或摳拉法。

【肩關節反應區】

位於雙腳腳掌第5蹠骨和第5趾基節關節處的外側、腳底和腳背。左肩的反應區在左腳上，右肩的反應區在右腳上。

足部反應區位置

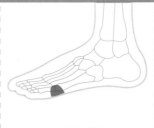

腳外側圖

【按摩棒按摩法】

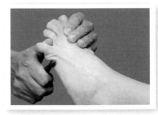

按摩棒使用扣拉法（初學勿使用此手法）。

【徒手按摩法】

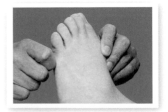

徒手使用摳法或推法。

【肝臟反應區】

位於右腳腳底第2、3、4蹠骨和第5蹠骨之間，在肺的反應區下方。

足部反應區位置

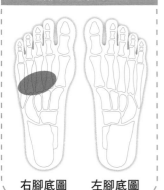

右腳底圖　　左腳底圖

【按摩棒按摩法】

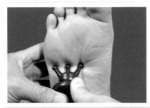

按摩棒使用扣拉法或推法。

【徒手按摩法】

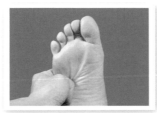

徒手使用扣壓法或推法。

【腎臟反應區】

位於雙腳腳掌第2蹠骨和第3蹠骨之間，在腳底上距離腳趾約三分之一位置的腳底中間凹陷處。

足部反應區位置

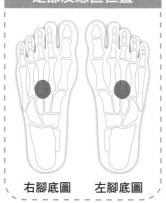

右腳底圖　　左腳底圖

【按摩棒按摩法】

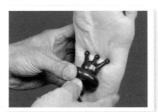

按摩棒使用扣拉法或推法。

【徒手按摩法】

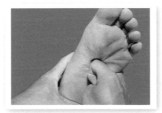

徒手使用扣拉或推法。

緩解頸肩痠痛的穴道位置

有風池穴、大椎穴、肩井穴、肩髎穴、肩髃穴、肩外俞、後谿穴、列缺穴、百勞穴、外關穴等穴道，每個穴道按壓5秒鐘，多按幾次疏經通絡，解除肌肉和軟組織的壓力，使氣血能量正常運行，緩解不舒服的症狀。

重 點 穴 位

●風池穴
位於後頸部枕骨下，斜方肌上部外側與胸鎖乳突肌上端後側之間凹陷處。

●大椎穴
位於後頸背部正中線第七頸椎棘突下凹陷處。

頭部後面的骨骼與經穴

●肩井穴
位於肩上，在大椎與肩峰連線的中點處。

Tips

注意事項

長時間固定姿勢工作的人，要調整工作的姿勢和縮短工作時間，延長休息時間和做伸展運動，改善血液循環，恢復肌肉彈性。

足部反應區加強按摩

加強按摩頸椎、胸椎、肩關節、斜方肌、薦椎、尾骨、肘關節、腎臟、肝臟等反應區。

足體按摩症狀 **4**

慢性疲勞

慢性疲勞症候群是由很多因素綜合引起，涉及多系統相關功能失調的症候，現代醫學往往檢查不出任何病變器官，身體卻極度不舒服。經常出現頭暈、頭痛、失眠、嗜睡、記憶力差、頻尿、陽萎、早洩、生理不調、皮膚粗糙、毛髮脫落、抵抗力低下感冒、暴躁、易怒等慢性疲勞症狀。

‧‧‧‧‧‧‧‧‧‧‧‧‧‧‧‧‧‧‧‧‧‧‧‧‧‧‧

《足部反應區按摩重點》
腎臟、大腦、肝臟、腎上腺、子宮、攝護腺。

【大腦反應區】

雙腳腳掌拇趾趾腹全部。左腦腦半球的反應區在右腳上，右腦腦半球的反應區在左腳上。

足部反應區位置

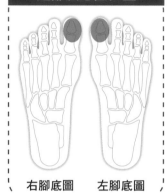

右腳底圖　　左腳底圖

【按摩棒按摩法】

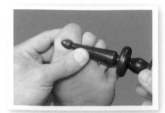

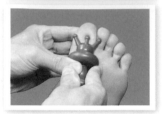

按摩棒不沾油使用五線滾法或點壓法。

【腎臟反應區】

位於雙腳腳掌第2蹠骨和第3蹠骨之間，在腳底上距離腳趾約三分之一位置的腳底中間凹陷處。

足部反應區位置

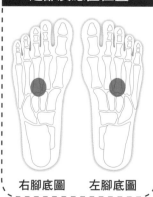

右腳底圖　　左腳底圖

【按摩棒按摩法】

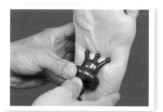

按摩棒使用扣拉法或推法。

【徒手按摩法】

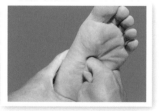

徒手使用扣拉或推法。

【肝臟反應區】

位於右腳腳底第2、3、4蹠骨和第5蹠骨之間，在肺的反應區下方。

足部反應區位置

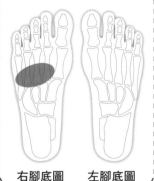

右腳底圖　　左腳底圖

【按摩棒按摩法】

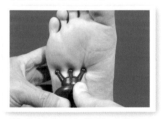

按摩棒使用扣拉法或推法。

【徒手按摩法】

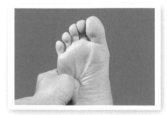

徒手使用扣壓法或推法。

【腎上腺反應區】

位於腳底第2蹠骨、第3蹠骨之間，腳底三分之一處，腳掌肌肉人字形交叉點中央凹陷處的頂端。

足部反應區位置

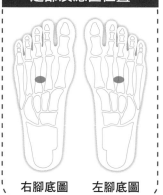

右腳底圖　左腳底圖

【按摩棒按摩法】

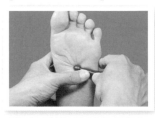

按摩棒使用點壓法或推法。

【徒手按摩法】

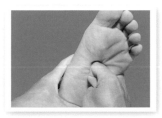

徒手使用定點點壓法或推法。

【子宮・攝護腺反應區】

位於雙腳腳跟內側，內側踝骨下方的三角形區域。

足部反應區位置

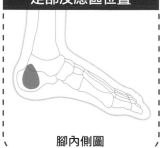

腳內側圖

【按摩棒按摩法】

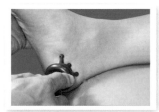

按摩棒沾油使用推法。

【徒手按摩法】

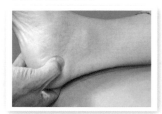

徒手使用扣壓法或推法。

緩解慢性疲勞的穴道位置

有百會穴、印堂穴、風池穴、氣海穴、內關穴、神門穴、太衝穴、足三里穴、太谿穴、三陰交穴、湧泉穴等，在按壓穴道時停留5秒鐘，每個穴道各按摩1分鐘。

重點穴位

臉部的經穴　　　頭部右側的經穴

●印堂穴
位於在額部，在兩眉頭的中間。

●百會穴
頭頂正中線，前髮際後5寸處，約當兩耳尖直上頭頂中央。

●風池穴
位於後頸部枕骨下，斜方肌上部外側與胸鎖乳突肌上端後側之間凹陷處。

- ●**百會穴** 功效：提升陽氣、平肝熄風、安神、醒腦、開竅、明目。
- ●**印堂穴** 功效：前額痛、眩暈、感冒、發熱、鼻炎、鼻血、高血壓、失眠、嘔吐、產後血暈不語、小兒驚厥。
- ●**風池穴** 功效：利五官七竅、清頭目、祛風解表。

足部反應區加強按摩

加強按摩睪丸、卵巢、腦下垂體、胃、大腸、小腸、脾臟、心臟、甲狀腺、副甲狀腺、膽囊等反應區。

足體按摩症狀 **5**

元氣好‧活力足

快速讓身體恢復精神和體力，去除疲勞，提神醒腦，神清氣爽，擺脫藥物副作用。當你覺得思緒有點混亂、身體有點疲倦、開始打呵欠時，不用再急著攝取維生素B群、咖啡因，只要按摩以下的反應區和穴道，馬上使你活力百倍。

《足部反應區按摩重點》
大腦、腎臟、腎上腺、肝臟、子宮、攝護腺。

【腎臟反應區】

位於雙腳腳掌第2蹠骨和第3蹠骨之間，在腳底上距離腳趾約三分之一位置的腳底中間凹陷處。

足部反應區位置

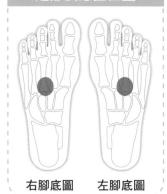

右腳底圖　左腳底圖

【按摩棒按摩法】

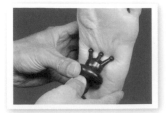

按摩棒使用扣拉法或推法。

【徒手按摩法】

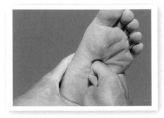

徒手使用扣拉或推法。

【大腦反應區】

雙腳腳掌拇趾趾腹全部。左腦腦半球的反應區在右腳上，右腦腦半球的反應區在左腳上。

足部反應區位置

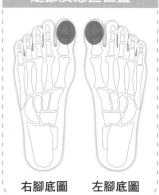

右腳底圖　左腳底圖

【按摩棒按摩法】

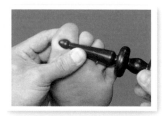

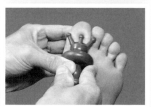

按摩棒不沾油使用五線滾法或點壓法。

【腎上腺反應區】

位於腳底第2蹠骨、第3蹠骨之間，腳底三分之一處，腳掌肌肉人字形交叉點中央凹陷處的頂端。

足部反應區位置

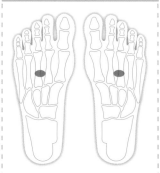

右腳底圖　左腳底圖

【按摩棒按摩法】

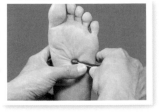

按摩棒使用點壓法或推法。

【徒手按摩法】

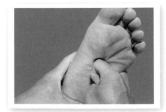

徒手使用定點點壓法或推法。

【肝臟反應區】

位於右腳腳底第2、3、4蹠骨和第5蹠骨之間，在肺的反應區下方。

足部反應區位置

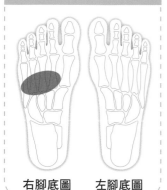

右腳底圖　　左腳底圖

【按摩棒按摩法】

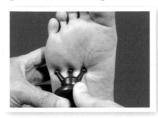

按摩棒使用扣拉法或推法。

【徒手按摩法】

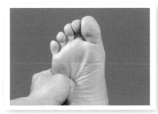

徒手使用扣壓法或推法。

【子宮‧攝護腺反應區】

位於雙腳腳跟內側，內側踝骨下方的三角形區域。

足部反應區位置

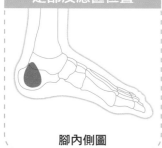

腳內側圖

【按摩棒按摩法】

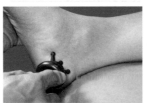

按摩棒沾油使用推法。

【徒手按摩法】

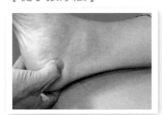

徒手使用扣壓法或推法。

元氣好‧活力足的穴道位置

有神門穴、內關穴、合谷穴、足三里穴、湧泉穴、風池穴、太陽穴、百會穴等，在按壓穴道時停留5秒鐘，每個穴道各按摩1分鐘。

重點穴位

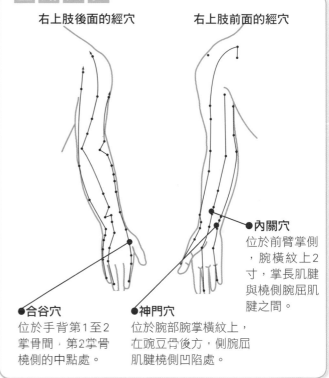

右上肢後面的經穴　　右上肢前面的經穴

●內關穴
位於前臂掌側，腕橫紋上2寸，掌長肌腱與橈側腕屈肌腱之間。

●合谷穴
位於手背第1至2掌骨間，第2掌骨橈側的中點處。

●神門穴
位於腕部腕掌橫紋上，在豌豆骨後方，側腕屈肌腱橈側凹陷處。

●神門穴 功效：安神寧心、清心熱、調氣逆。
●內關穴 功效：和胃、安神、寧心、寬胸、降逆、止嘔。
●合谷穴 功效：疏散風邪、開關通竅、清泄肺氣、和胃通腸、調經引產。

足部反應區加強按摩

加強按摩腦下垂體、骨盆腔器官、甲狀腺、副甲狀腺、輸尿管、膀胱、頸部、三叉神經、頸椎、胸椎、腰椎、薦椎、脾、胃、腹部淋巴、大腸、胸管淋巴、上身淋巴、軀幹淋巴等反應區。

足體按摩症狀 ❻

胃痛

胃痛常因飲食不知節制，喜歡吃刺激性食物，如麻辣火鍋、冰冷的飲料、容易脹氣的汽水、甜點零嘴不讓胃稍作休息。平時感到噎酸、胃脹、胃悶、打嗝、食道逆流或沒有食欲，都不當一回事，等到胃痛難耐時，才向醫生求救，其實胃已經慢性發炎好長的一段時間了。

《足部反應區按摩重點》
胃、十二指腸、腎上腺、脾、大腸。

【十二指腸反應區】

位於雙腳腳底內側第1蹠骨下方，胃反應區的下方。（左腳為十二指腸的下半段，右腳為十二指腸的上半段。）

足部反應區位置

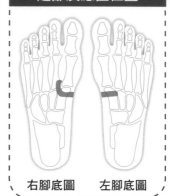

右腳底圖　　左腳底圖

【按摩棒按摩法】

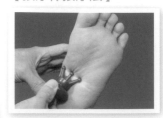

按摩棒使用扣拉法或推法。

【徒手按摩法】

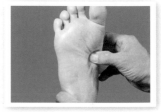

徒手使用扣壓法或推法。

【胃反應區】

位於雙腳腳底第1蹠骨下方大約一拇指寬的區域。（左腳為胃的上半部，右腳為胃的下半部。）

足部反應區位置

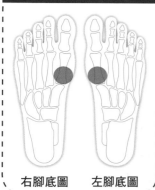

右腳底圖　　左腳底圖

【按摩棒按摩法】

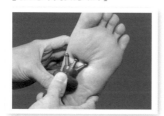

按摩棒使用扣拉法或推法。

【徒手按摩法】

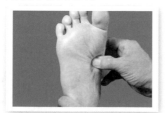

徒手使用扣壓法或推法。

【腎上腺反應區】

位於腳底第2蹠骨、第3蹠骨之間，腳底三分之一處，腳掌肌肉人字形交叉點中央凹陷處的頂端。

足部反應區位置

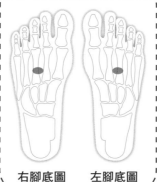

右腳底圖　　左腳底圖

【按摩棒按摩法】

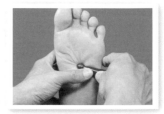

按摩棒使用點壓法或推法。

【徒手按摩法】

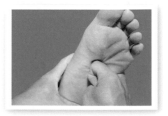

徒手使用定點點壓法或推法。

【脾臟反應區】

位於左腳腳底第4蹠骨下方，在心臟反應區的下方。

足部反應區位置

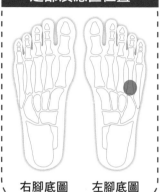

右腳底圖　左腳底圖

【按摩棒按摩法】

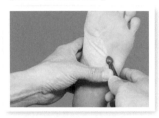

按摩棒使用扣拉法或推法。

【徒手按摩法】

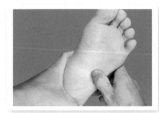

徒手使用扣拉法或推法。

【大腸反應區】

大腸由上行結腸、橫行結腸、下行結腸、乙狀結腸和直腸共同組成。

足部反應區位置

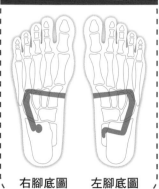

右腳底圖　左腳底圖

【按摩棒按摩法】

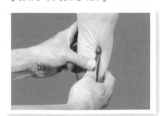

按摩棒使用扣拉法或推法。

【徒手按摩法】

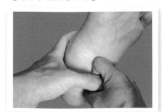

徒手使用扣壓法或推法。

緩解胃痛的穴道位置

有中脘穴、上脘穴、下脘穴、天樞穴、大腸俞、胃俞、內關穴、足三里穴、豐隆穴、內庭穴、梁丘穴、巨闕穴、期門穴、陽陵泉等，在按壓穴道時停留5秒鐘，每個穴道各按摩1分鐘。

重 點 穴 位

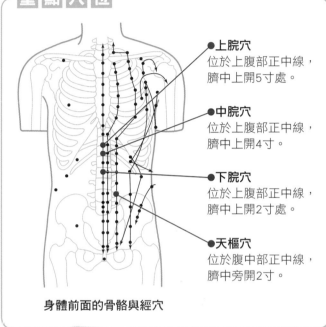

● **上脘穴**
位於上腹部正中線，臍中上開5寸處。

● **中脘穴**
位於上腹部正中線，臍中上開4寸。

● **下脘穴**
位於上腹部正中線，臍中上開2寸處。

● **天樞穴**
位於腹中部正中線，臍中旁開2寸。

身體前面的骨骼與經穴

● **上脘穴** 功效：胃痛、胃炎、消化性潰瘍、呃逆、腹脹、胃下垂。
● **中脘穴** 功效：和胃、消食。
● **下脘穴** 功效：消化性潰瘍、消化不良、胃下垂、胃痛、胃炎、急性腸梗阻。
● **天樞穴** 功效：疏調大腸，扶土化濕，和營調經，理氣消滯。

足部反應區加強按摩

加強按摩胃、十二指腸、幽門、賁門、肝、膽、大腸、小腸、腎上腺、脾、腹腔神經叢、胰臟、上身淋巴、下身淋巴等反應區。

足體按摩症狀 7

感冒

感冒發生的原因是由濾過性病毒所引起的上呼吸道感染，病毒的潛伏期大約一至三天，症狀通常會由喉嚨不舒服開始，其他症狀如流鼻水、打噴嚏、鼻塞、咳嗽、痠痛、聲音沙啞、腹瀉、發燒等會因個人的體質和生活環境而有不同，症狀會在四至十天緩解、痊癒。

《足部反應區按摩重點》
肺、腎上腺、脾、腦下垂體、胸腺淋巴。

【腎上腺反應區】

位於腳底第2蹠骨、第3蹠骨之間，腳底三分之一處，腳掌肌肉人字形交叉點中央凹陷處的頂端。

足部反應區位置

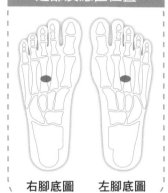

右腳底圖　　左腳底圖

【按摩棒按摩法】

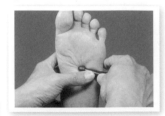

按摩棒使用點壓法或推法。

【徒手按摩法】

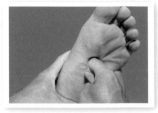

徒手使用定點點壓法或推法。

【肺臟反應區】

位於雙腳腳底第2、3、4、5蹠骨的上半段和斜方肌反應區下方，所圍成的區域。

足部反應區位置

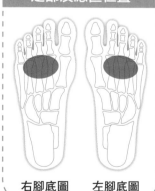

右腳底圖　　左腳底圖

【按摩棒按摩法】

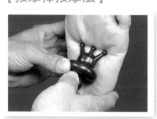

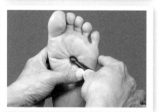

按摩棒使用扣拉法或推法。

【脾臟反應區】

位於左腳腳底第4蹠骨下方，在心臟反應區的下方。

足部反應區位置

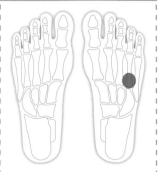

右腳底圖　　左腳底圖

【按摩棒按摩法】

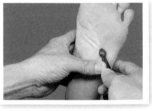

按摩棒使用扣拉法或推法。

【徒手按摩法】

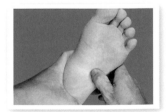

徒手使用扣拉法或推法。

【腦下垂體反應區】

位於雙腳腳底大拇趾趾腹中間偏內側的深處。

足部反應區位置

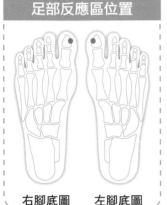

右腳底圖　左腳底圖

【按摩棒按摩法】

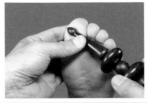

按摩棒不沾油使用滾法。

【徒手按摩法】

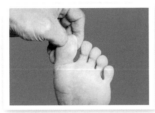

徒手使用扣壓法或推法。

【胸腺淋巴反應區】

位於雙腳腳背第1蹠骨和第2蹠骨兩骨頭間的隙縫處，成帶狀反應區。

足部反應區位置

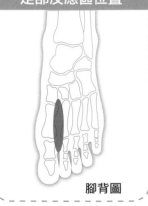

腳背圖

【按摩棒按摩法】

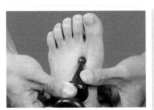

按摩棒沾油使用推法。

【徒手按摩法】

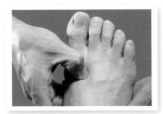

徒手使用推法。

緩解感冒的穴道位置

有少商穴、太淵穴、魚際穴、列缺穴、二間穴、合谷穴、迎香穴、風池穴、風府穴、太陽穴、足三里穴、天突穴、肩井穴等，在按壓穴道時停留5秒鐘，每個穴道各按摩1分鐘。

重點穴位

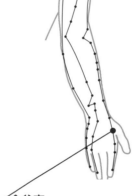

右上肢後面的經穴

●合谷穴
位於手背第1至2掌骨間，第2掌骨橈側的中點處。

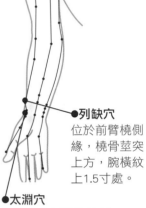

右上肢前面的經穴

●列缺穴
位於前臂橈側緣，橈骨莖突上方，腕橫紋上1.5寸處。

●太淵穴
位於腕掌側橫紋橈側，橈動脈搏動處。

Tips
注意事項

● 避免食用刺激性的食物、咖啡因、酒精性飲料，引起併發症。
● 多喝開水，多攝取維生素C的食物，多休息，不要到公共場所。
● 不要抽菸，避免到空氣污濁的地方。適度運動，增強免疫力。

足部反應區加強按摩

加強按摩胸腺淋巴、氣管、鼻子、腹部淋巴、軀幹淋巴、副甲狀腺、腎臟、胃、腦下垂體、額竇、扁桃腺、上身淋巴、喉嚨、頸部等反應區。

足體按摩症狀 8

失眠

台灣失眠人口根據統計，約有300萬人有睡眠障礙，原因大多是生活壓力或是慢性病造成的，有慢性疲勞、壓力、更年期症候群等。為瞭解決失眠問題有的人選擇服用藥物，或將酒精當作入眠的良藥，不僅無法解決失眠之苦，反而增加身體負擔，失眠越來越嚴重。

《足部反應區按摩重點》
大腦、頸椎、額竇、松果體、腹腔神經叢。

【頸椎反應區】

位於雙腳腳拇趾第2節趾骨內側區域至第1蹠骨頭止。

足部反應區位置

腳內側圖

【按摩棒按摩法】

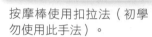
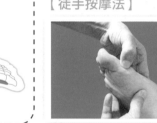

按摩棒使用扣拉法（初學勿使用此手法）。

【徒手按摩法】

徒手順著骨縫使用推法或摳拉法。

【大腦反應區】

雙腳腳掌拇趾趾腹全部。左腦腦半球的反應區在右腳上，右腦腦半球的反應區在左腳上。

足部反應區位置

右腳底圖　左腳底圖

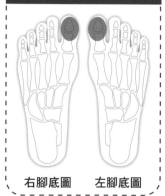

【按摩棒按摩法】

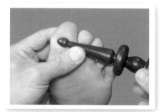
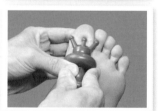

按摩棒不沾油使用五線滾法或點壓法。

【額竇反應區】

雙腳的十個腳趾頭的趾腹上端。右邊額竇在左腳上，左邊額竇在右腳上。

足部反應區位置

右腳底圖　左腳底圖

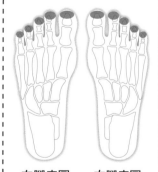

【按摩棒按摩法】

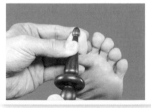

按摩棒不沾油使用扇形三線滾法（由內而外）。

【徒手按摩法】

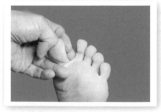

徒手使用扣壓法。

【松果體反應區】

位於腳底拇趾趾腹中間上方偏腳外側的部位，在腦下垂體、額竇和太陽穴三個反應區之間。

足部反應區位置

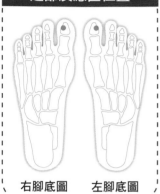

右腳底圖　　左腳底圖

【按摩棒按摩法】

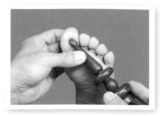

按摩棒不沾油使用五線滾法或點壓法。

【徒手按摩法】

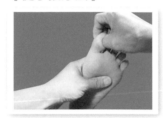

徒手使用扣壓法。

【腹腔神經叢反應區】

位於雙腳腳底中心，分布在腎臟反應區、脾臟與胃反應區附近所圍成的區域。

足部反應區位置

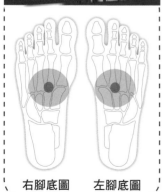

右腳底圖　　左腳底圖

【按摩棒按摩法】

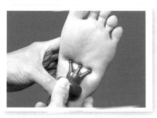

按摩棒使用扣拉法或推法。

【徒手按摩法】

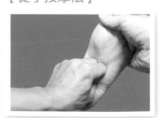

徒手使用扣壓法或拇趾趾腹沾油用推法。

緩解失眠的穴道位置

有神門穴、內關穴、三陰交穴、行間穴、內庭穴、丘墟穴等穴道，在按壓穴道時停留5秒鐘，每個穴道各按摩1分鐘。

重點穴位

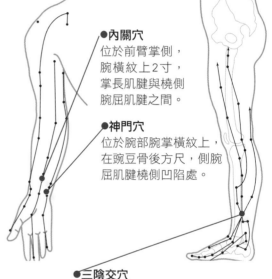

右上肢前面的經穴　　　右下肢內側的骨骼與經穴

●內關穴
位於前臂掌側，腕橫紋上2寸，掌長肌腱與橈側腕屈肌腱之間。

●神門穴
位於腕部腕掌橫紋上，在豌豆骨後方尺，側腕屈肌腱橈側凹陷處。

●三陰交穴
位於小腿內側，足內踝尖上3寸，脛骨內側緣後方凹陷處。

●神門穴
功效：安神寧心、清心熱、調氣逆。
●內關穴
功效：和胃、安神、寧心、寬胸、降逆、止嘔。
●三陰交穴
功效：補脾土、助運化、通氣滯、疏下焦、調血室精宮、袪經絡風濕。

足部反應區加強按摩

加強按摩大腦、額竇、顳葉、小腦、腦幹、甲狀腺、副甲狀腺、松果體、腦下垂體、腎上腺、頸椎、骨盆腔內器官、腹部淋巴、軀幹淋巴、頸部、斜方肌、尾骨等反應區。

足體按摩症狀 **9**
強化記憶力

你是不是常在出門後才想到忘了帶東西,坐在車上時想起水電瓦斯是否關了,或者是前一晚才背得滾瓜爛熟的功課,一早醒來差不多忘光光了,更慘的是出了門才知道忘了帶鑰匙。人類的大腦20歲以後就逐漸停止生長,記憶神經的連結逐漸鬆動,不好好保養,很快就會迅速老化。

・・・・・・・・・・・・・・・・・・・・・

《足部反應區按摩重點》
大腦、小腦、腦下垂體、腎上腺、腎臟。

【小腦反應區】

位於雙腳腳底大拇趾趾腹外側下緣,大拇趾趾腹邊緣半圓處。左側的小腦及腦幹反應區在右腳上,右側的小腦及腦幹反應區在左腳上。

足部反應區位置

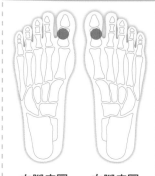

右腳底圖　　左腳底圖

【按摩棒按摩法】

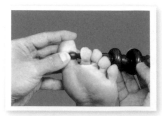

按摩棒不沾油使用五線滾法或點壓法。

【徒手按摩法】

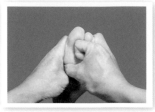

徒手使用點壓法或摳法。

【大腦反應區】

雙腳腳掌拇趾趾腹全部。左腦腦半球的反應區在右腳上,右腦腦半球的反應區在左腳上。

足部反應區位置

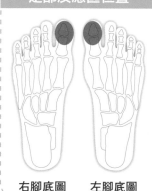

右腳底圖　　左腳底圖

【按摩棒按摩法】

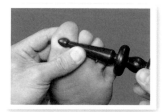

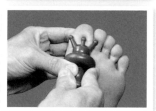

按摩棒不沾油使用五線滾法或點壓法。

【腦下垂體反應區】

位於雙腳腳底大拇趾趾腹中間偏內側的深處。

足部反應區位置

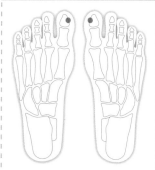

右腳底圖　　左腳底圖

【按摩棒按摩法】

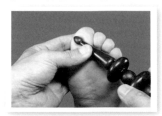

按摩棒不沾油使用滾法。

【徒手按摩法】

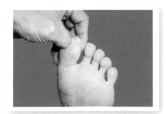

徒手使用扣壓法或推法。

【腎上腺反應區】

位於腳底第2蹠骨、第3蹠骨之間，腳底三分之一處，腳掌肌肉人字形交叉點中央凹陷處的頂端。

足部反應區位置

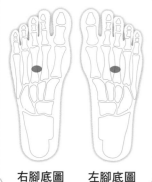

右腳底圖　　左腳底圖

【按摩棒按摩法】

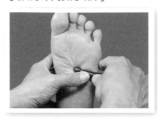

按摩棒使用點壓法或推法。

【徒手按摩法】

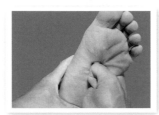

徒手使用定點點壓法或推法。

【腎臟反應區】

位於雙腳腳掌第2蹠骨和第3蹠骨之間，在腳底上距離腳趾約三分之一位置的腳底中間凹陷處。

足部反應區位置

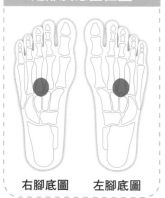

右腳底圖　　左腳底圖

【按摩棒按摩法】

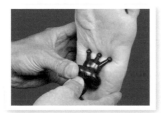

按摩棒使用扣拉法或推法。

【徒手按摩法】

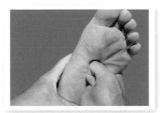

徒手使用扣拉或推法。

強化記憶力的穴道位置

有百會穴、風池穴、天柱穴、攢竹穴、瞳子髎穴、太陽穴、湧泉穴、復溜穴、三陰交穴、足三里穴、手三里穴等穴道，在按壓穴道時停留5秒鐘，每個穴道各按摩1分鐘。

重點穴位

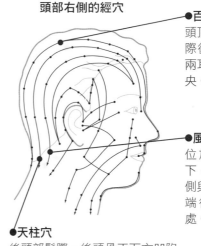

頭部右側的經穴

● 百會穴
頭頂正中線，前髮際後5寸處，約當兩耳尖直上頭頂中央。

● 風池穴
位於後頸部枕骨下，斜方肌上部外側與胸鎖乳突肌上端後側之間凹陷處。

● 天柱穴
後頸部後髮際，後頭骨正下方凹陷處，斜方肌外側凹陷處，後髮際正中線旁開1.3寸處。

Tips
注意事項

● 食物中醣類比例太高會使細胞反應遲緩影響記憶力。

● 補充維生素B群、維生素C、卵磷脂、銀杏等可以幫助記憶和血液循環的食物。

● 不要吃過度精製的食品、油炸食品和加工食物，會導致內分泌失調，使記憶力變差。

足部反應區加強按摩

加強按摩大腦、額竇、腦下垂體、頸部、睪丸、卵巢、攝護腺、子宮、腹腔神經叢、胃、脾、小腸、大腸、眼睛、斜方肌等反應區。

足體按摩症狀 **10**

增長身高

中醫認為長高與「腎」、「脾」有密切的關係。「腎」是先天之本，腎臟精，腎主骨，精能生髓，腎精充足，骨強筋壯，骨骼得到滋養，才能生長茁壯。「脾」為後天之本，是氣血生化之源，腸胃攝取足夠的營養分才能供給肌肉成長堅實。做好腎、脾的調養，對青少年的身高的成長發育有相當大的幫助。

《足部反應區按摩重點》
松果體、腎臟、腎上腺、胃、脾。

【腎臟反應區】

位於雙腳腳掌第2蹠骨和第3蹠骨之間，在腳底上距離腳趾約三分之一位置的腳底中間凹陷處。

足部反應區位置

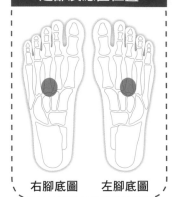

右腳底圖　　左腳底圖

【按摩棒按摩法】

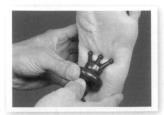

按摩棒使用扣拉法或推法。

【徒手按摩法】

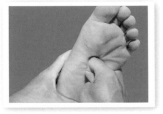

徒手使用扣拉或推法。

【松果體反應區】

位於腳底拇趾趾腹中間上方偏腳外側的部位，在腦下垂體、額竇和太陽穴三個反應區之間。

足部反應區位置

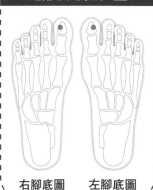

右腳底圖　　左腳底圖

【按摩棒按摩法】

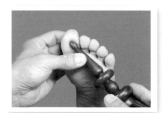

按摩棒不沾油使用五線滾法或點壓法。

【徒手按摩法】

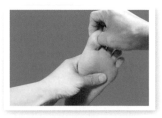

徒手使用扣壓法。

【腎上腺反應區】

位於腳底第2蹠骨、第3蹠骨之間，腳底三分之一處，腳掌肌肉人字形交叉點中央凹陷處的頂端。

足部反應區位置

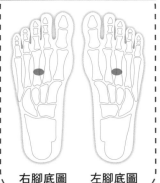

右腳底圖　　左腳底圖

【按摩棒按摩法】

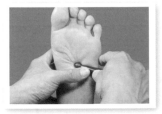

按摩棒使用點壓法或推法。

【徒手按摩法】

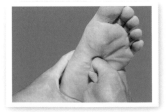

徒手使用定點點壓法或推法。

【肝臟反應區】

位於右腳腳底第2、3、4蹠骨和第5蹠骨之間，在肺的反應區下方。

足部反應區位置

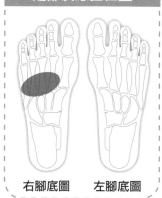

右腳底圖　　左腳底圖

【按摩棒按摩法】

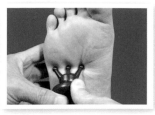

按摩棒使用扣拉法或推法。

【徒手按摩法】

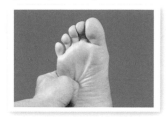

徒手使用扣壓法或推法。

【心臟反應區】

位於左腳腳底第4蹠骨和第5蹠骨之間，在肺反應區下方。

足部反應區位置

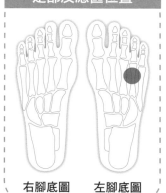

右腳底圖　　左腳底圖

【按摩棒按摩法】

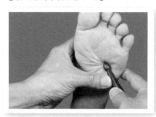

按摩棒使用點壓法或推法。

【徒手按摩法】

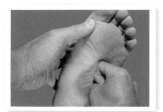

徒手使用扣壓法或點壓法或推法。

糖尿病的穴道位置

有承漿穴、中脘穴、關元穴、期門穴、氣海穴、中極穴、建里穴、腎俞穴、肺俞穴、脾俞穴、胃俞穴、足三里穴、湧泉穴等穴道，在按壓穴道時停留5秒鐘，每個穴道各按摩1分鐘。

重點穴位

身體前面的骨骼與經穴

右下肢前面的經穴

● 足三里穴
位於小腿前外側，犢鼻下3寸，脛骨前緣外一橫指處，在脛骨前肌中。

● 建里穴
位於上腹部正中線，臍中上3寸處。

● 中極穴
位於下腹部正中線上，臍下4寸處。

● 氣海穴
位於下腹部正中線，臍下1.5寸處，當臍中與關元連線的中點。

Tips 注意事項

● 生活作息要正常，按時用餐多吃新鮮蔬菜、高纖食物、豆類。少吃甜食、油膩、高脂肪、高熱量、或刺激性的食物。
● 每天一定要運動，要流汗，提高新陳代謝，促進血液循環，對降低血糖有很大的幫助。

足部反應區加強按摩

加強按摩胃、脾臟、心臟、甲狀腺、副甲狀腺、腎上腺、輸尿管、膀胱、尿道、小腸、肝、膽、肺臟、大腸、眼睛等反應區。

足體按摩症狀 *12*
過敏性鼻炎

過敏性鼻炎是指鼻腔內部黏膜受到外來物質的刺激產生的發炎反應，是身體免疫系統對入侵物體的過度反應而產生過敏現象。過敏性鼻炎常見的症狀，就是不斷打噴嚏、流鼻水、鼻塞、眼睛癢、頭痛、頭昏、疲倦、嗅覺低下和打鼾等。

• •

《足部反應區按摩重點》
額竇、腎上腺、鼻子、肺臟、脾臟。

【腎上腺反應區】

位於腳底第2蹠骨、第3蹠骨之間，腳底三分之一處，腳掌肌肉人字形交叉點中央凹陷處的頂端。

足部反應區位置

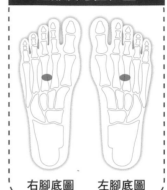

右腳底圖　　左腳底圖

【按摩棒按摩法】

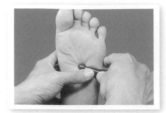

按摩棒使用點壓法或推法。

【徒手按摩法】

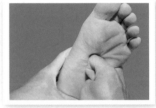

徒手使用定點點壓法或推法。

【額竇反應區】

雙腳的十個腳趾頭的趾腹上端。右邊額竇在左腳上，左邊額竇在右腳上。

足部反應區位置

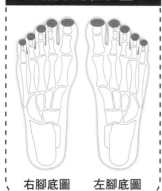

右腳底圖　　左腳底圖

【按摩棒按摩法】

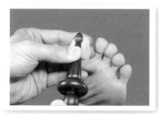

按摩棒不沾油使用扇形三線滾法（由內而外）。

【徒手按摩法】

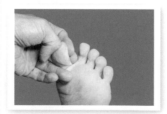

徒手使用扣壓法。

【鼻子反應區】

位於雙腳大拇趾趾腹內側延伸到拇趾趾甲根部的細長區域。左鼻的反應區在右腳上，右鼻的反應區在左腳上。

足部反應區位置

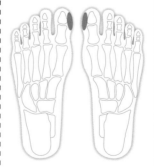

右腳底圖　　左腳底圖

【按摩棒按摩法】

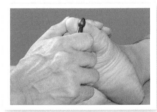

按摩棒使用扣拉法（初學勿使用此手法）。

【徒手按摩法】

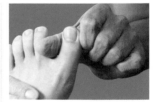

徒手使用摳法或定點點壓法。

【肺臟反應區】

位於雙腳腳底第2、3、4、5蹠骨的上半段和斜方肌反應區下方，所圍成的區域。

足部反應區位置

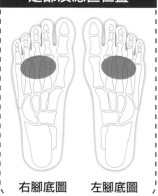

右腳底圖　左腳底圖

【按摩棒按摩法】

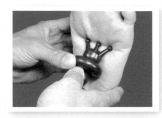

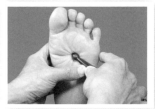

按摩棒使用扣拉法或推法。

【脾臟反應區】

位於左腳腳底第4蹠骨下方，在心臟反應區的下方。

足部反應區位置

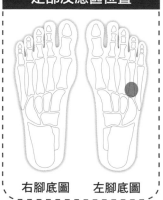

右腳底圖　左腳底圖

【按摩棒按摩法】

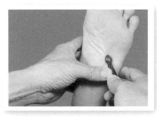

按摩棒使用扣拉法或推法。

【徒手按摩法】

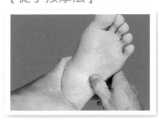

徒手使用扣拉法或推法。

緩解過敏性鼻炎的穴道位置

有上迎香穴、迎香穴、印堂穴、攢竹穴、合谷穴、列缺穴、足三里穴等，在按壓穴道時停留5秒鐘，每個穴道各按摩1分鐘。

重點穴位

臉部的經穴

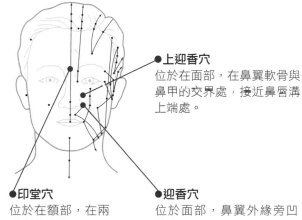

●上迎香穴
位於在面部，在鼻翼軟骨與鼻甲的交界處，接近鼻唇溝上端處。

●印堂穴
位於在額部，在兩眉頭的中間。

●迎香穴
位於面部，鼻翼外緣旁凹陷處。

Tips

注意事項

- 保暖鼻子、避免直接接觸冷空氣。
- 找出會引起過敏的東西，並避開過敏源。
- 多吃蔬菜、水果和穀類食物。
- 避免抽菸、不喝刺激性的飲料和吃垃圾食物。
- 保持活動環境清潔。

足部反應區加強按摩

加強按摩腦垂體、腎臟、大腦、胸管淋巴、氣管、肺臟、脾臟、心臟、肝臟、喉嚨、腹部淋巴、上身淋巴、軀幹淋巴、甲狀腺、副甲狀腺、眼睛等反應區。

足體按摩症狀 13

全身暖呼呼，
手腳不再冰冷

身體和手腳老是覺得冰冷，大多是因為體內陽氣不足導致的。原因是體內循環有障礙，造成體內血液循環不良，血流量不足，溫熱的血無法即時送達受寒的細胞處，位於循環末端的手腳總是處於冰冷狀態。

《足部反應區按摩重點》
心臟、肺臟、脾臟、肝臟、腎臟。

【肺臟反應區】

位於雙腳腳底第2、3、4、5蹠骨的上半段和斜方肌反應區下方，所圍成的區域。

足部反應區位置

右腳底圖　　左腳底圖

【按摩棒按摩法】

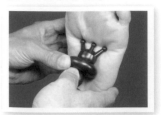
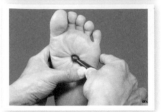

按摩棒使用扣拉法或推法。

【心臟反應區】

位於左腳腳底第4蹠骨和第5蹠骨之間，在肺反應區下方。

足部反應區位置

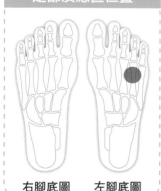

右腳底圖　　左腳底圖

【按摩棒按摩法】

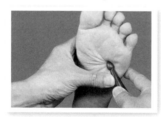

按摩棒使用點壓法或推法。

【徒手按摩法】

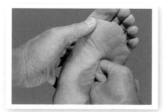

徒手使用扣壓法或點壓法或推法。

【脾臟反應區】

位於左腳腳底第4蹠骨下方，在心臟反應區的下方。

足部反應區位置

右腳底圖　　左腳底圖

【按摩棒按摩法】

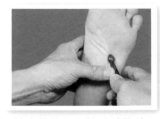

按摩棒使用扣拉法或推法。

【徒手按摩法】

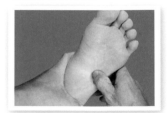

徒手使用扣拉法或推法。

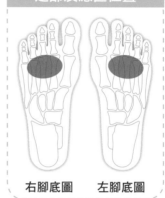
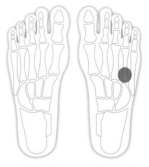

【肝臟反應區】

位於右腳腳底第2、3、4蹠骨和第5蹠骨之間，在肺的反應區下方。

足部反應區位置

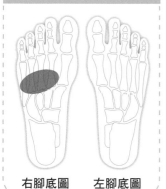

右腳底圖　左腳底圖

【按摩棒按摩法】

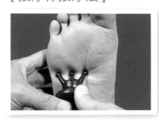

按摩棒使用扣拉法或推法。

【徒手按摩法】

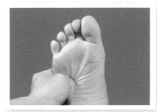

徒手使用扣壓法或推法。

【腎臟反應區】

位於雙腳腳掌第2蹠骨和第3蹠骨之間，在腳底上距離腳趾約三分之一位置的腳底中間凹陷處。

足部反應區位置

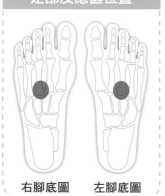

右腳底圖　左腳底圖

【按摩棒按摩法】

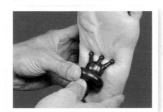

按摩棒使用扣拉法或推法。

【徒手按摩法】

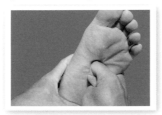

徒手使用扣拉或推法。

手腳不再冰冷的穴道位置

有梁丘穴、申脈穴、湧泉穴、氣海穴、關元穴、腰陽關穴、陽池穴、合谷穴、勞宮穴等，在按壓穴道時停留5秒鐘，每個穴道各按摩1分鐘。

重點穴位

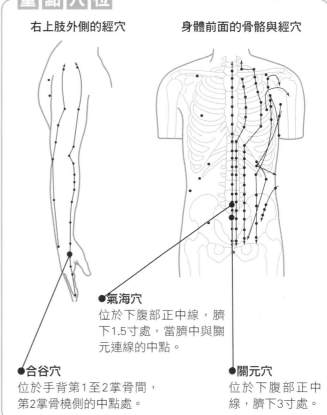

右上肢外側的經穴　　身體前面的骨骼與經穴

●氣海穴
位於下腹部正中線，臍下1.5寸處，當臍中與關元連線的中點。

●合谷穴
位於手背第1至2掌骨間，第2掌骨橈側的中點處。

●關元穴
位於下腹部正中線，臍下3寸處。

足部反應區加強按摩

加強按摩大腦、腦下垂體、甲狀腺、副甲狀腺、腎上腺、上身淋巴、腹部淋巴、軀幹淋巴、胃、小腸、大腸、脾等反應區。

足體按摩症狀 14

預防骨質疏鬆

腎為先天之本，「腎主骨」，骨質的強弱是靠腎臟維持的。氣血不足，會導致骨枯髓減，容易有骨質疏鬆的毛病。要有好的骨質就要好的營養物質，滋養腎臟，固本培元。中醫認為骨質疏鬆症和腎虛有關，補腎即補骨，腎強則骨壯筋強，腎虛則相反，容易有腰痠、背痛、骨折等問題。骨質疏鬆並不會影響日常生活，常在發生骨折後才知有骨質疏鬆症。

《足部反應區按摩重點》

腦下垂體、腎臟、腎上腺、副甲狀腺、脾臟。

【腎臟反應區】

位於雙腳腳掌第2蹠骨和第3蹠骨之間，在腳底上距離腳趾約三分之一位置的腳底中間凹陷處。

足部反應區位置

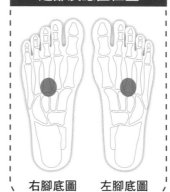

右腳底圖　　左腳底圖

【按摩棒按摩法】

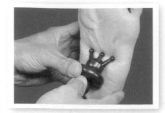

按摩棒使用扣拉法或推法。

【徒手按摩法】

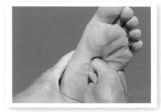

徒手使用扣拉或推法。

【腦下垂體反應區】

位於雙腳腳底大拇趾趾腹中間偏內側的深處。

足部反應區位置

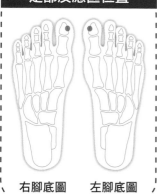

右腳底圖　　左腳底圖

【按摩棒按摩法】

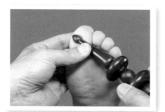

按摩棒不沾油使用滾法。

【徒手按摩法】

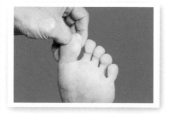

徒手使用扣壓法或推法。

【腎上腺反應區】

位於腳底第2蹠骨、第3蹠骨之間，腳底三分之一處，腳掌肌肉人字形交叉點中央凹陷處的頂端。

足部反應區位置

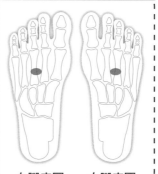

右腳底圖　　左腳底圖

【按摩棒按摩法】

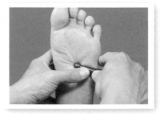

按摩棒使用點壓法或推法。

【徒手按摩法】

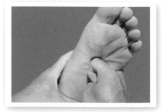

徒手使用定點點壓法或推法。

【副甲狀腺反應區】

位於雙腳腳掌內側第1蹠骨與第1趾骨關節凹陷處。

足部反應區位置

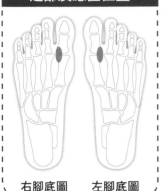

右腳底圖　　左腳底圖

【按摩棒按摩法】

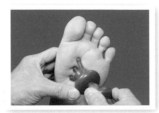

按摩棒使用點壓法或扣拉法。

【徒手按摩法】

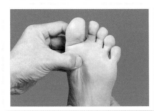

徒手使用點壓法或深入骨縫使用推法。

【脾臟反應區】

位於左腳腳底第4蹠骨下方，在心臟反應區的下方。

足部反應區位置

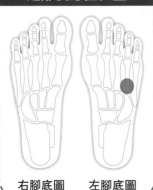

右腳底圖　　左腳底圖

【按摩棒按摩法】

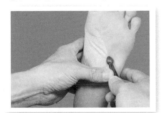

按摩棒使用扣拉法或推法。

【徒手按摩法】

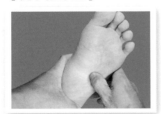

徒手使用扣拉法或推法。

預防骨質疏鬆的穴道位置

有合谷穴、關元穴、神闕穴、梁丘穴、犢鼻穴、陽陵泉穴、足三里穴、足臨泣、三陰交穴、湧泉穴、曲池穴、尺澤穴、外關穴、內關穴、手三里穴、大椎穴、腎俞穴、關元俞、脾俞穴等，在按壓穴道時停留5秒鐘，每個穴道各按摩1分鐘。

重點穴位

右上肢外側的經穴　　身體前面的骨骼與經穴

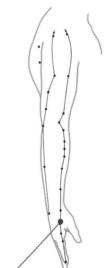
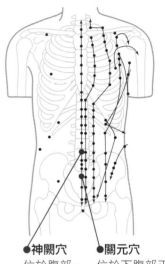

●合谷穴
位於手背第1至2掌骨間，第2掌骨橈側的中點處。

●神闕穴
位於腹部，臍窩中央。

●關元穴
位於下腹部正中線，臍下3寸處。

Tips

注意事項

● 更年期婦女，因為雌激素減少，破骨細胞活性增強，屬於骨質疏鬆症的高危險群。

● 缺少戶外運動，營養不均衡，缺乏維生素，喝酒、抽菸或常喝大量咖啡者都需特別留意。

足部反應區加強按摩

加強按摩胃、肝、膽、腰椎、薦椎、小腸、十二指腸、骨盆腔器官、盆腔淋巴等反應區。

足體按摩症狀 15

生出濃密秀髮

當氣血循環變差，營養物質、能量不能到達髮根的細胞，細胞將逐漸死亡，頭髮也將跟著掉落。壓力過大會引起自律神經失調，比較容易掉頭髮。每天掉落的頭髮如果超過100根，就得當心禿頭的問題了。使用按摩的方法可以幫助身心放鬆，促進皮膚血液循環，加強新陳代謝，讓髮根的細胞永保年輕。

《足部反應區按摩重點》
大腦、肺臟、腎臟、骨盆腔內器官、腦下垂體。

【肺臟反應區】

位於雙腳腳底第2、3、4、5蹠骨的上半段和斜方肌反應區下方，所圍成的區域。

足部反應區位置

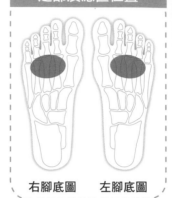

右腳底圖　　左腳底圖

【按摩棒按摩法】

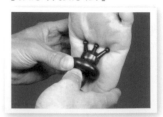

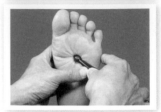

按摩棒使用扣拉法或推法。

【腎臟反應區】

位於雙腳腳掌第2蹠骨和第3蹠骨之間，在腳底上距離腳趾約三分之一位置的腳底中間凹陷處。

足部反應區位置

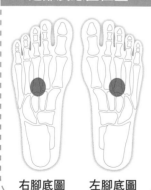

右腳底圖　　左腳底圖

【按摩棒按摩法】

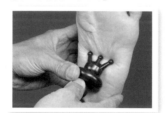

按摩棒使用扣拉法或推法。

【徒手按摩法】

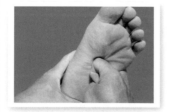

徒手使用扣拉或推法。

【腦下垂體反應區】

位於雙腳腳底大拇趾趾腹中間偏內側的深處。

足部反應區位置

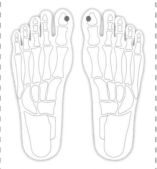

右腳底圖　　左腳底圖

【按摩棒按摩法】

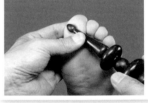

按摩棒不沾油使用滾法。

【徒手按摩法】

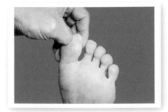

徒手使用扣壓法或推法。

【大腦反應區】

雙腳腳掌拇趾腹全部。左腦腦半球的反應區在右腳上，右腦腦半球的反應區在左腳上。

足部反應區位置

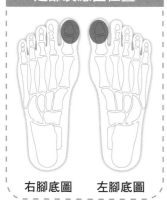

右腳底圖　　左腳底圖

【按摩棒按摩法】

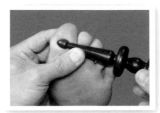

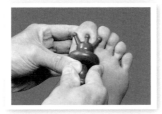

按摩棒不沾油使用五線滾法或點壓法。

【骨盆腔內器官 反應區】

位於雙腳腳底跟骨的位置。

足部反應區位置

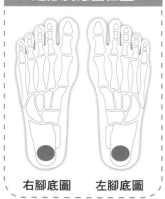

右腳底圖　　左腳底圖

【按摩棒按摩法】

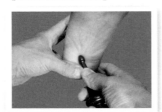

按摩棒使用扣拉法或點壓法。

【徒手按摩法】

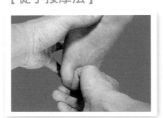

徒手使用扣壓法。

生頭髮要按摩的穴道位置

在腹部有中極穴，在頭頂有百會穴，在後頸部有天柱穴，在足內側有太谿穴，腳底有湧泉穴。每天按壓這五處穴道，每次按壓5秒鐘，多按幾次，時間久了會使頭髮重生。

重點穴位

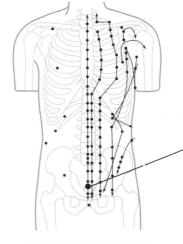

●百會穴
位於頭頂正中線，前髮際後5寸處，約當兩耳尖直上頭頂中央。

●天柱穴
位於後頸部髮際，後頭骨正下方凹陷處，斜方肌外側凹陷處，後髮際正中線旁開1.3寸處。

頭部後面的骨骼與經穴

●中極穴
位於下腹部正中線上，臍下4寸處。

身體前面的骨骼與經穴

足部反應區加強按摩

加強按摩腹腔神經叢、大腦、腦下垂體、松果體、小腦、額竇、腎、腎上腺、甲狀腺、心、脾、胃等反應區。

足體按摩症狀 16

輕鬆排便

便祕是由於糞便在大腸中停留的時間太長而引起的，大部分的人都可以藉著增加纖維量、足夠的水分攝取及適度的足腹按摩得到緩解。如果持續數週，每週的排便次數少於3次，就是有便祕的情況。便祕會使人口臭、食欲不振、頸肩部痠痛、身體倦怠、疲勞、免疫力下降、容易感冒、手腳冰冷、痔瘡、長面皰等症狀，便祕又會使腹部肌肉鬆弛，可說是百病源頭。

• •

《足部反應區按摩重點》
胃、大腸、直腸、肛門、腎臟、肝臟。

【大腸反應區】

大腸由上行結腸、橫行結腸、下行結腸、乙狀結腸和直腸共同組成。

足部反應區位置

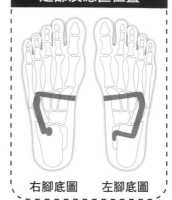

右腳底圖　　左腳底圖

【按摩棒按摩法】

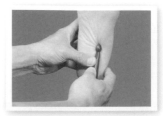

按摩棒使用扣拉法或推法。

【徒手按摩法】

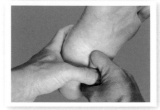

徒手使用扣壓法或推法。

【胃反應區】

位於雙腳腳底第1蹠骨下方大約一拇指寬的區域。（左腳為胃的上半部，右腳為胃的下半部。）

足部反應區位置

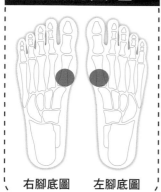

右腳底圖　　左腳底圖

【按摩棒按摩法】

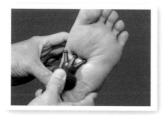

按摩棒使用扣拉法或推法。

【徒手按摩法】

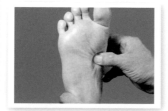

徒手使用扣壓法或推法。

【直腸‧肛門反應區】

位於左腳腳底跟骨上部，乙狀結腸反應區的下方成條狀區域。

足部反應區位置

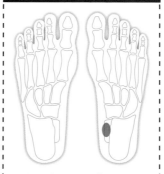

右腳底圖　　左腳底圖

【按摩棒按摩法】

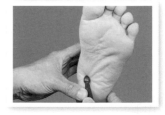

按摩棒使用點壓法或推法。

【徒手按摩法】

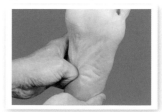

徒手使用點壓法或扣壓法。

【腎臟反應區】

位於雙腳腳掌第2蹠骨和第3蹠骨之間，在腳底上距離腳趾約三分之一位置的腳底中間凹陷處。

足部反應區位置

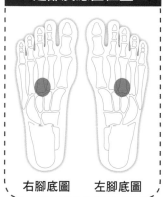

右腳底圖　　左腳底圖

【按摩棒按摩法】

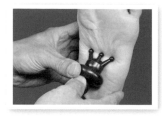

按摩棒使用扣拉法或推法。

【徒手按摩法】

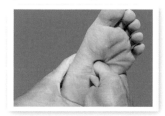

徒手使用扣拉或推法。

【肝臟反應區】

位於右腳腳底第2、3、4蹠骨和第5蹠骨之間，在肺的反應區下方。

足部反應區位置

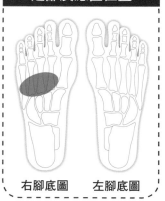

右腳底圖　　左腳底圖

【按摩棒按摩法】

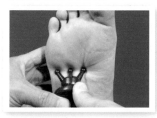

按摩棒使用扣拉法或推法。

【徒手按摩法】

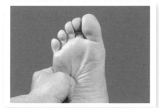

徒手使用扣壓法或推法。

幫助輕鬆排便的穴道位置

天樞穴是太陽經氣聚集之處，可以增進大腸經的氣血能量運行，幫助大腸蠕動排出廢物，搭配大橫穴效果更佳。腹結穴、氣海穴、中脘穴、關元穴、大腸俞、足三里等穴道都可使大腸機能活化，幫助排便。在按壓穴道時停留5秒鐘，每個穴道按壓1分鐘。

重點穴位

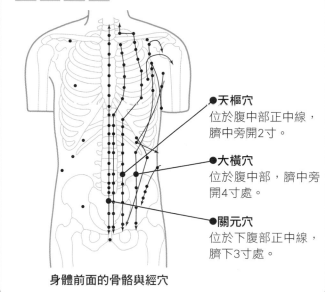

● **天樞穴**
位於腹中部正中線，臍中旁開2寸。

● **大橫穴**
位於腹中部，臍中旁開4寸處。

● **關元穴**
位於下腹部正中線，臍下3寸處。

身體前面的骨骼與經穴

Tips

注意事項

- 多攝取大量的纖維素和水分，幫助腸胃蠕動。
- 放鬆心情緩解壓力，養成定時排便的習慣。
- 多做運動和腹部按摩，強化腹肌和肌力，幫助腸胃消化吸收和排便。

揉摩全腹

用手掌或將兩掌重疊一起，貼於臍上，稍加用力使勁將力量滲入腹腔中，順時針揉摩全腹，感覺腹腔中的器官在手中震動。

足體按摩症狀 **17**
排除宿便

大腸是人體排除各種代謝物、毒素和廢物的重要管道，宿便最容易累積在大腸末段的結腸、直腸位置，有七成以上的大腸癌患者都在這裡發現腫瘤。因此徹底排除體內毒素廢物是維持身體健康和保持青春活力的關鍵。當食物通過腸道時，會有少量的食物殘留在腸道，這些食物會逐漸腐壞，並且黏附在腸壁絨毛上，長年累月下來就會形成黏液狀菌斑，即使是天天排便正常者也會積存。宿便排除後身體會變乾淨清爽、精神氣色佳，體能也跟著變好。

．．．．．．．．．．．．．．．．．．．．．．．．．．．．．

《足部反應區按摩重點》
大腸、小腸、腰椎、薦椎、直腸肛門。

【小腸反應區】

位於雙腳腳底為升結腸、橫結腸、降結腸和乙狀結腸所包圍的區域。

足部反應區位置

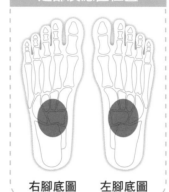

右腳底圖　　左腳底圖

【按摩棒按摩法】

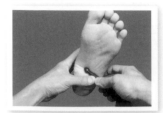

按摩棒使用扣拉法或推法。

【徒手按摩法】

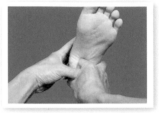

徒手做大面積扣壓法或推法。

【大腸反應區】

大腸由上行結腸、橫行結腸、下行結腸、乙狀結腸和直腸共同組成。

足部反應區位置

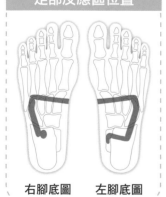

右腳底圖　　左腳底圖

【按摩棒按摩法】

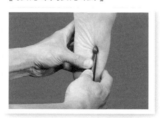

按摩棒使用扣拉法或推法。

【徒手按摩法】

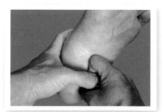

徒手使用扣壓法或推法。

【腰椎反應區】

位於雙腳足弓內側，沿第1楔骨至舟骨側緣止。

足部反應區位置

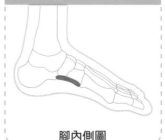

腳內側圖

【按摩棒按摩法】

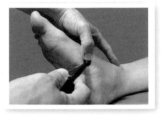

按摩棒沾油順著骨縫使用推法。

【徒手按摩法】

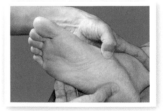

徒手沾油使用推法。

【薦椎反應區】

位於雙腳足弓內側，沿距骨下方到跟骨止。

足部反應區位置

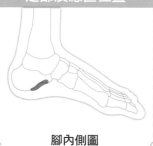

腳內側圖

【按摩棒按摩法】

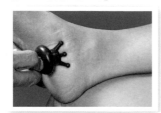

按摩棒使用推法。

【徒手按摩法】

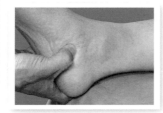

徒手使用推法。

【直腸・肛門反應區】

位於左腳腳底跟骨上部，乙狀結腸反應區的下方成條狀區域。

足部反應區位置

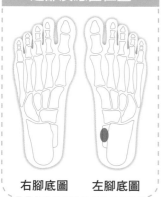

右腳底圖　　左腳底圖

【按摩棒按摩法】

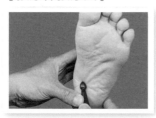

按摩棒使用點壓法或推法。

【徒手按摩法】

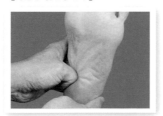

徒手使用點壓法或扣壓法。

排除宿便的穴道位置

有大橫穴、天樞穴、水分穴、水道穴、中脘穴、關元穴、氣海穴、陰陵泉穴、復溜穴、三陰交穴、申脈穴、上巨虛穴、下巨虛穴、足三里穴、豐隆穴等，在按壓穴道時停留5秒鐘，每個穴道各按摩1分鐘。

重點穴位

●水分穴
位於上腹部，前正中線臍上一寸處。

●天樞穴
位於腹中部正中線，臍中旁開2寸。

●大橫穴
位於腹中部，臍中旁開4寸處。

●水道穴
位於下腹部，前正中線臍中下3寸，再旁開2寸處。

身體前面的骨骼與經穴

強化排便能力的穴道：

1. 想排便時排不出來或是排便後仍有殘留感，可以按摩支溝穴、大腸俞穴、尺澤穴、曲池穴。
2. 緩解排出乾硬大便的人，可以按合谷穴、支溝穴、內庭穴。
3. 商陽穴和迎香穴是手陽明大腸經的起點和終點，可以刺激大腸蠕動。

足部反應區加強按摩

加強按摩胃、小腸、大腸、腎臟、肝臟、大腦、腹腔神經叢、甲狀腺、副甲狀腺、上身淋巴、胸腺、腹部淋巴、迴腸瓣膜、直腸、肛門等反應區。

足體按摩症狀 **18**

脹氣

形成脹氣的原因很多，其中主要是因胃腸消化系統，有大量的氣體，身體來不及吸收和排出所造成的不適感，通常分為「胃脹氣」與「腸脹氣」兩類，大部分是因為消化功能不好而產生脹氣。吃東西時說話或進食太快吞進空氣在體內形成脹氣。食物的選擇也會影響，如吃豆類、番薯過多或有乳糖不耐症的人也很容易脹氣。

•••••••••••••••••••••••••••••••••

《足部反應區按摩重點》
腎、胃、十二指腸、膽囊、幽門。

【胃反應區】

位於雙腳腳底第1蹠骨下方大約一拇指寬的區域。（左腳為胃的上半部，右腳為胃的下半部。）

足部反應區位置

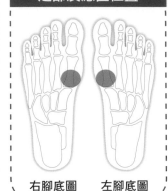

右腳底圖　　左腳底圖

【按摩棒按摩法】

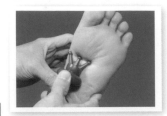

按摩棒使用扣拉法或推法。

【徒手按摩法】

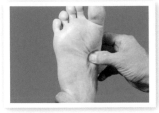

徒手使用扣壓法或推法。

【腎臟反應區】

位於雙腳腳掌第2蹠骨和第3蹠骨之間，在腳底上距離腳趾約三分之一位置的腳底中間凹陷處。

足部反應區位置

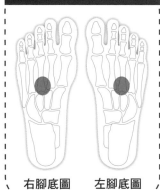

右腳底圖　　左腳底圖

【按摩棒按摩法】

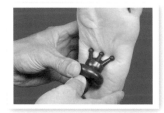

按摩棒使用扣拉法或推法。

【徒手按摩法】

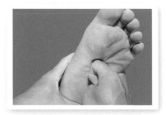

徒手使用扣拉或推法。

【十二指腸反應區】

位於雙腳腳底內側第1蹠骨下方，胃反應區的下方。（左腳為十二指腸的下半段，右腳為十二指腸的上半段。）

足部反應區位置

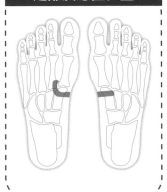

【按摩棒按摩法】

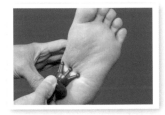

按摩棒使用扣拉法或推法。

【徒手按摩法】

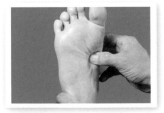

徒手使用扣壓法或推法。

【膽囊反應區】

位於右腳腳底第3蹠骨和第4蹠骨間，在肺的反應區下方，與肝臟反應區重疊。

足部反應區位置

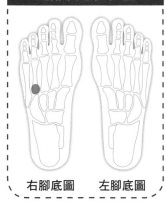

右腳底圖　　左腳底圖

【按摩棒按摩法】

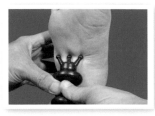

按摩棒使用扣拉法或推法。

【徒手按摩法】

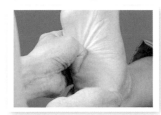

徒手使用扣壓法或推法。

【幽門反應區】

右腳腳底第1和二蹠骨骨縫與在胃與十二指腸之間。

足部反應區位置

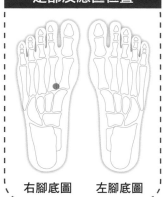

右腳底圖　　左腳底圖

【按摩棒按摩法】

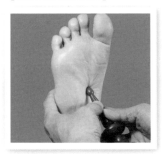

按摩棒使用定點點壓法或扣拉法。
徒手使用定點點壓法（一重一輕的按壓或推法）。

緩解脹氣的穴道位置

有中脘穴、水分穴、關元穴、天樞穴、內關穴、合谷穴、大腸俞、上巨虛穴、足三里穴等，在按壓穴道時停留5秒鐘，每個穴道各按摩1分鐘。

重點穴位

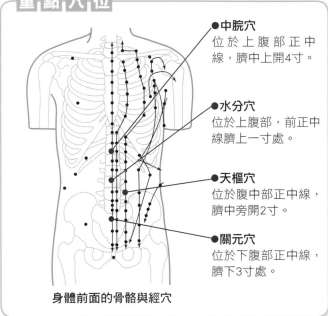

● 中脘穴
位於上腹部正中線，臍中上開4寸。

● 水分穴
位於上腹部，前正中線臍上一寸處。

● 天樞穴
位於腹中部正中線，臍中旁開2寸。

● 關元穴
位於下腹部正中線，臍下3寸處。

身體前面的骨骼與經穴

Tips

注意事項

● 便祕會使腸系統內的東西，因滯留太久，發酵產生氣體造成脹氣。
● 一些容易脹氣的食物，如豆類、洋蔥、糯米、地瓜、汽水等食物儘量少吃。
● 進食時少説話，避免空氣隨食物進入，在體內形成脹氣。

足部反應區加強按摩

加強按摩腎、胃、十二指腸、小腸、大腸、賁門、膽、幽門、迴腸瓣膜、腹腔神經叢、橫膈膜等反應區。

足體按摩症狀 **19**
子宮肌瘤

子宮肌瘤通常發生在35至50歲的婦女身上，大部分皆屬於良性腫瘤。醫界對於子宮肌瘤發生的原因還不是很清楚，一般認為是由子宮肌層細胞良性增生而成，這種細胞增生現象和雌激素有關係。大多數的子宮肌瘤都沒有症狀，很多婦女都是在做身體檢查時才意外發現的。多數的子宮肌瘤在女性停經後都會逐漸萎縮消失。

● ●

《足部反應區按摩重點》
子宮、卵巢、腦下垂體、腹部淋巴、軀幹淋巴。

【卵巢・睪丸 反應區】

位於雙腳腳跟外側，外側踝骨下方的三角形區域。

足部反應區位置

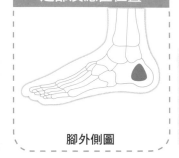

腳外側圖

【按摩棒按摩法】

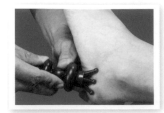

按摩棒沾油使用推法。

【徒手按摩法】

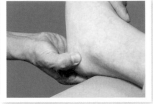

徒手使用扣壓法或推法。

【子宮・攝護腺 反應區】

位於雙腳腳跟內側，內側踝骨下方的三角形區域。

足部反應區位置

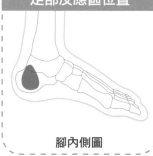

腳內側圖

【按摩棒按摩法】

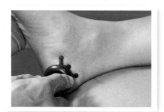

按摩棒沾油使用推法。

【徒手按摩法】

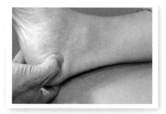

徒手使用扣壓法或推法。

【腦下垂體反應區】

位於雙腳腳底大拇趾趾腹中間偏內側的深處。

足部反應區位置

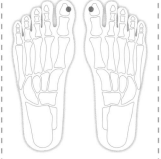

右腳底圖　　左腳底圖

【按摩棒按摩法】

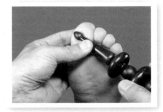

按摩棒不沾油使用滾法。

【徒手按摩法】

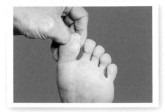

徒手使用扣壓法或推法。

【腹部淋巴反應區】

位於腳內側內踝骨前下方與脛骨和距骨的接縫凹陷處。

【徒手按摩法】

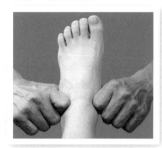

徒手使用推法或摩法。

足部反應區位置

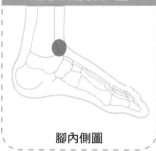

腳內側圖

【軀幹淋巴反應區】

位於腳外側外踝骨前下方與腓骨和距骨的接縫凹陷處。

【按摩棒按摩法】

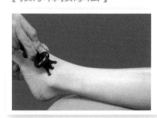

按摩棒沾油使用推法。

【徒手按摩法】

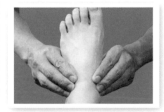

徒手使用推法或摩法。

足部反應區位置

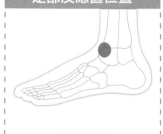

腳外側圖

子宮肌瘤的穴道位置

有氣海穴、關元穴、子宮穴、府舍穴、氣穴、中極穴、橫骨穴、曲骨穴、帶脈穴、衝門穴、三陰交穴、太衝穴、大敦穴等穴道，在按壓穴道時停留5秒鐘，每個穴道各按摩1分鐘。

重點穴位

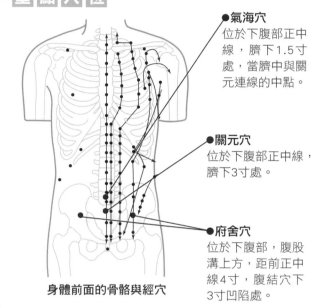

● 氣海穴
位於下腹部正中線，臍下1.5寸處，當臍中與關元連線的中點。

● 關元穴
位於下腹部正中線，臍下3寸處。

● 府舍穴
位於下腹部，腹股溝上方，距前正中線4寸，腹結穴下3寸凹陷處。

身體前面的骨骼與經穴

Tips 注意事項

● 多吃蔬菜、水果，少吃寒冷辛辣的食物。
● 更年期或停經的婦女，不要攝取過量的雌激素。
● 經期應保持清潔乾爽，若白帶過多，應提高警覺。若經血量過多，應補充鐵質，避免貧血。

足部反應區加強按摩

加強按摩骨盆腔器官、盆腔淋巴、腹部放鬆區、尿道、腎臟、腎上腺、脾臟、大腸、肝臟、腰椎、薦椎、尾骨、輸卵管等反應區。

足體按摩症狀 20
更年期症狀

更年期症候群是指女性停經前後的階段，主要是由於子宮卵巢功能退化，雌激素和黃體素分泌不足，造成身體與精神方面的不適症狀，如熱潮紅、頭痛、月經紊亂、盜汗、失眠、心悸、煩躁易怒、頭暈耳鳴、浮腫、皮膚乾燥搔癢、頻尿、陰道炎、性交疼痛、疲倦、記憶力減退、骨質疏鬆症、焦慮、憂鬱等更年期症狀。

《足部反應區按摩重點》
大腦、腦下垂體、腎上腺、子宮、卵巢。

【腦下垂體反應區】

位於雙腳腳底大拇趾趾腹中間偏內側的深處。

足部反應區位置

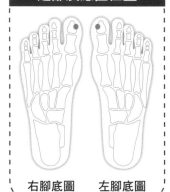

右腳底圖　　左腳底圖

【按摩棒按摩法】

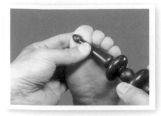

按摩棒不沾油使用滾法。

【徒手按摩法】

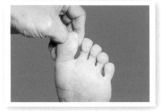

徒手使用扣壓法或推法。

【大腦反應區】

雙腳腳掌拇趾趾腹全部。左腦腦半球的反應區在右腳上，右腦腦半球的反應區在左腳上。

足部反應區位置

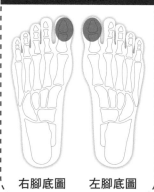

右腳底圖　　左腳底圖

【按摩棒按摩法】

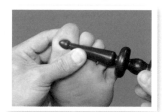

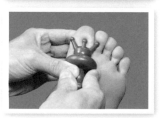

按摩棒不沾油使用五線滾法或點壓法。

【腎上腺反應區】

位於腳底第2蹠骨、第3蹠骨之間，腳底三分之一處，腳掌肌肉人字形交叉點中央凹陷處的頂端。

足部反應區位置

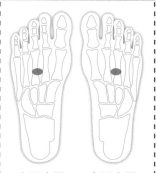

右腳底圖　　左腳底圖

【按摩棒按摩法】

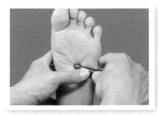

按摩棒使用點壓法或推法。

【徒手按摩法】

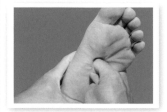

徒手使用定點點壓法或推法。

【子宮・攝護腺反應區】

位於雙腳腳跟內側，內側踝骨下方的三角形區域。

足部反應區位置

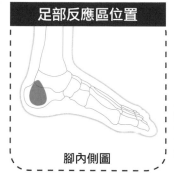

腳內側圖

【按摩棒按摩法】

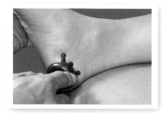

按摩棒沾油使用推法。

【徒手按摩法】

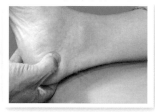

徒手使用扣壓法或推法。

【卵巢・睪丸反應區】

位於雙腳腳跟外側，外側踝骨下方的三角形區域。

足部反應區位置

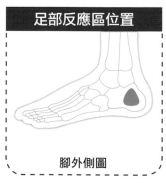

腳外側圖

【按摩棒按摩法】

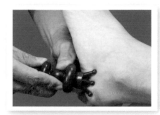

按摩棒沾油使用推法。

【徒手按摩法】

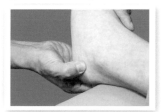

徒手使用扣壓法或推法。

緩解更年期不適的穴道位置

有中脘穴、關元穴、合谷穴、百會穴、內關穴、神門穴、血海穴、足三里穴、三陰交穴、太衝穴、胃俞穴、脾俞穴、腎俞穴等，在按壓穴道時停留5秒鐘，每個穴道各按摩1分鐘。

重點穴位

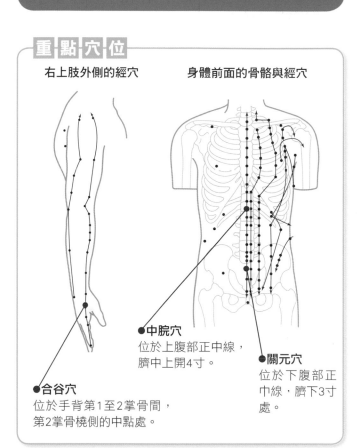

右上肢外側的經穴　　身體前面的骨骼與經穴

●中脘穴
位於上腹部正中線，臍中上開4寸。

●關元穴
位於下腹部正中線，臍下3寸處。

●合谷穴
位於手背第1至2掌骨間，第2掌骨橈側的中點處。

足部反應區加強按摩

加強按摩大腦、甲狀腺、副甲狀腺、腎上腺、腎臟、陰道、膀胱、尿道、骨盆腔內器官、腹部淋巴、上身淋巴、軀幹淋巴、胸乳部、胸管淋巴、頸部、肩關節、斜方肌、腹腔神經叢等反應區。

足體按摩症狀 21

攝護腺保養

攝護腺是男性重要的性象徵，大部分的人都會面臨攝護腺腫大、發炎的問題，攝護腺出了狀況會對男性的心理、性功能和生育能力有影響，使生活品質降低，精神受到極大的困擾。攝護腺位於膀胱的下面，在輸精管與尿道的會合處，會隨著年齡而越來越大，進而壓迫到尿道，造成排尿不順、尿路感染、膀胱炎、腎炎、結石、膀胱過動症、攝護腺腫大、攝護腺炎或攝護腺癌等疾病。

• •

《足部反應區按摩重點》
攝護腺、尿道、陰莖、睪丸、腎臟、腎上腺。

【尿道・陰道・陰莖反應區】

位於雙腳腳內側，自膀胱反應區斜向內側踝骨下方與跟骨和距骨接縫的帶狀區域。

足部反應區位置

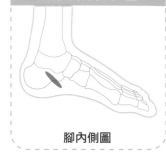

腳內側圖

【按摩棒按摩法】

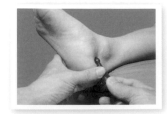

按摩棒沾油使用推法。

【徒手按摩法】

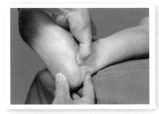

徒手使用推法。

【子宮・攝護腺反應區】

位於雙腳腳跟內側，內側踝骨下方的三角形區域。

足部反應區位置

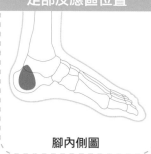

腳內側圖

【按摩棒按摩法】

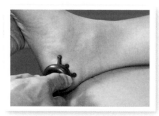

按摩棒沾油使用推法。

【徒手按摩法】

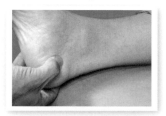

徒手使用扣壓法或推法。

【卵巢・睪丸反應區】

位於雙腳腳跟外側，外側踝骨下方的三角形區域。

足部反應區位置

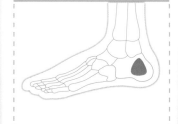

腳外側圖

【按摩棒按摩法】

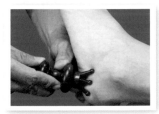

按摩棒沾油使用推法。

【徒手按摩法】

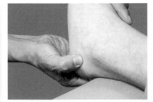

徒手使用扣壓法或推法。

【腎臟反應區】

位於雙腳腳掌第2蹠骨和第3蹠骨之間，在腳底上距離腳趾約三分之一位置的腳底中間凹陷處。

足部反應區位置

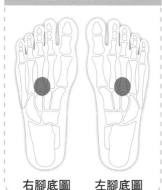

右腳底圖　　左腳底圖

【按摩棒按摩法】

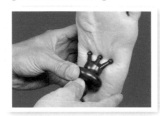

按摩棒使用扣拉法或推法。

【徒手按摩法】

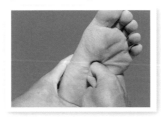

徒手使用扣拉或推法。

【腎上腺反應區】

位於腳底第2蹠骨、第3蹠骨之間，腳底三分之一處，腳掌肌肉人字形交叉點中央凹陷處的頂端。

足部反應區位置

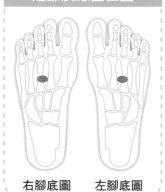

右腳底圖　　左腳底圖

【按摩棒按摩法】

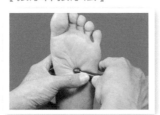

按摩棒使用點壓法或推法。

【徒手按摩法】

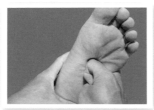

徒手使用定點點壓法或推法。

攝護腺保養的穴道位置

有氣海穴、中極穴、關元穴、曲骨穴、梁丘穴、足三里穴、太衝穴、血海穴、陰陵泉穴、三陰交穴、太谿穴、湧泉穴、腎俞穴、膀胱俞等，在按壓穴道時停留5秒鐘，每個穴道各按摩1分鐘。

重 點 穴 位

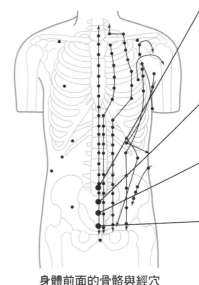

●**氣海穴**
位於下腹部正中線，臍下1.5寸處，當臍中與關元連線的中點。

●**關元穴**
位於下腹部正中線，臍下3寸處。

●**中極穴**
位於下腹部正中線上，臍下4寸處。

●**曲骨穴**
位於下腹部，正中線臍下五寸，在骨聯合上方凹陷處。

身體前面的骨骼與經穴

Tips 注意事項

● 憋尿會使膀胱脹大，壓迫攝護腺，導致尿路不順、排尿無力，加重攝護腺的壓力和血液循環不良，引起攝護腺肥大的症狀。

● 吸煙、久坐不動和辛辣的食物，都會對攝護腺造成不良的影響。

足部反應區加強按摩

加強按摩腹部淋巴、軀幹淋巴、骨盆腔器官、盆腔淋巴、腹部放鬆區、脾臟、肝臟、腰椎、薦椎、尾骨、輸精管等反應區。

足體按摩症狀 22

增強性能力

中年男性老是覺得累、心有餘力不足，性能力下降的原因是雄性激素分泌不足引起的。雄性激素可以影響肌肉生長、骨骼造血、脂肪代謝以及調節神經系統等功能。雄性激素分泌不足會使男人性功能下降、體能不足，無法持續作戰。在心理上引發焦慮、煩躁、不安等心理問題。肌肉老化、肌力不足會影響勃起，血液循環不良會影響持久性，神經系統無法控制肌肉的收縮，就無法享受性愛的歡愉。

《足部反應區按摩重點》

腎臟、子宮、 攝護腺、卵巢、睪丸、腦下垂體、腎上腺。

【子宮・攝護腺反應區】

位於雙腳腳跟內側，內側踝骨下方的三角形區域。

足部反應區位置

腳內側圖

【按摩棒按摩法】

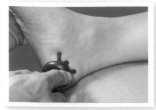

按摩棒沾油使用推法。

【徒手按摩法】

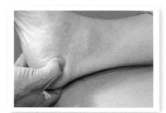

徒手使用扣壓法或推法。

【腎臟反應區】

位於雙腳腳掌第2蹠骨和第3蹠骨之間，在腳底上距離腳趾約三分之一位置的腳底中間凹陷處。

足部反應區位置

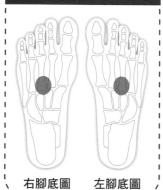

右腳底圖　　左腳底圖

【按摩棒按摩法】

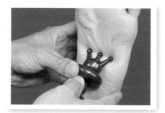

按摩棒使用扣拉法或推法。

【徒手按摩法】

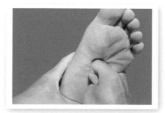

徒手使用扣拉或推法。

【卵巢・睪丸反應區】

位於雙腳腳跟外側，外側踝骨下方的三角形區域。

足部反應區位置

腳外側圖

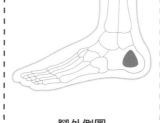

【按摩棒按摩法】

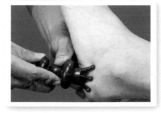

按摩棒沾油使用推法。

【徒手按摩法】

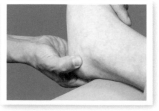

徒手使用扣壓法或推法。

【腦下垂體反應區】

位於雙腳腳底大拇趾趾腹中間偏內側的深處。

足部反應區位置

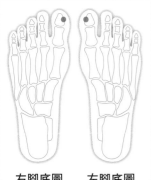

右腳底圖　左腳底圖

【按摩棒按摩法】

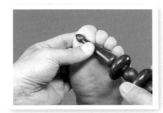

按摩棒不沾油使用滾法。

【徒手按摩法】

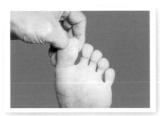

徒手使用扣壓法或推法。

【腎上腺反應區】

位於腳底第2蹠骨、第3蹠骨之間，腳底三分之一處，腳掌肌肉人字形交叉點中央凹陷處的頂端。

足部反應區位置

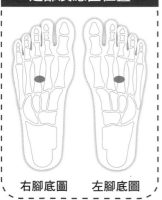

右腳底圖　左腳底圖

【按摩棒按摩法】

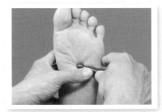

按摩棒使用點壓法或推法。

【徒手按摩法】

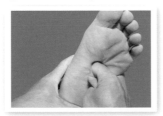

徒手使用定點點壓法或推法。

增強性能力的穴道位置

按摩日月穴、關元穴、氣海穴、湧泉穴、三陰交穴等，可以促進男性荷爾蒙分泌，加強血液循環，防止肌肉老化，增強持久力。在按壓穴道時停留5秒鐘，每個穴道各按摩1分鐘。

重點穴位

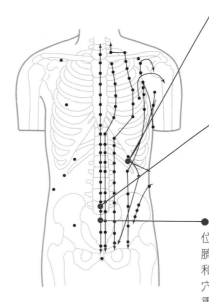

●日月穴
位於右上腹部脇肋處，從乳頭直下，第七肋間隙凹陷處，距腹正中線4寸。

●氣海穴
位於下腹部正中線，臍下1.5寸處，當臍中與關元連線的中點。

●關元穴
位於下腹部正中線，臍下3寸處。為任脈和足三陰經的交會穴，是提高性能力的重要穴道。

身體前面的骨骼與經穴

足部反應區加強按摩

加強按摩腦下垂體、腎臟、腎上腺、 攝護腺、陰莖、睪丸、胸椎、腰椎、心臟等反應區。

足體按摩症狀 23

經期失調

經期失調，是指女性在經期前、中、後大約兩週的時間，發生月事提早或延後、下腹痛、頭痛、腹瀉、腰痛、頭暈、噁心、煩躁、焦慮不安、腹脹、背痛、疲勞等症狀。起因於體內血液循環不良及黃體素和雌激素分泌量逐漸增多，造成體內荷爾蒙不平衡所致。

● ●

《足部反應區按摩重點》
腦下垂體、腎上腺、甲狀腺、子宮、卵巢。

【腎上腺反應區】

位於腳底第2蹠骨、第3蹠骨之間，腳底三分之一處，腳掌肌肉人字形交叉點中央凹陷處的頂端。

足部反應區位置

右腳底圖　　左腳底圖

【按摩棒按摩法】

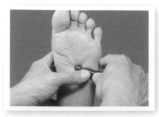

按摩棒使用點壓法或推法。

【徒手按摩法】

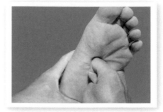

徒手使用定點點壓法或推法。

【腦下垂體反應區】

位於雙腳腳底大拇趾趾腹中間偏內側的深處。

足部反應區位置

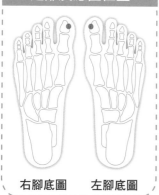

右腳底圖　　左腳底圖

【按摩棒按摩法】

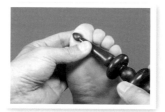

按摩棒不沾油使用滾法。

【徒手按摩法】

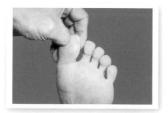

徒手使用扣壓法或推法。

【甲狀腺反應區】

位於雙腳腳底第1蹠骨與第2蹠骨之間的上緣，成 L 形的帶狀區域。

足部反應區位置

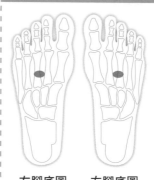

右腳底圖　　左腳底圖

【按摩棒按摩法】

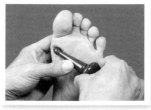

按摩棒沾油由下而上使用推法。

【徒手按摩法】

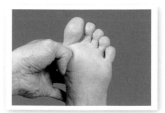

徒手使用扣壓法。

【子宮・攝護腺反應區】

位於雙腳腳跟內側，內側踝骨下方的三角形區域。

足部反應區位置

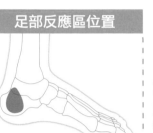

腳內側圖

【按摩棒按摩法】

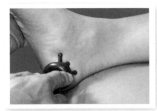

按摩棒沾油使用推法。

【徒手按摩法】

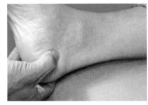

徒手使用扣壓法或推法。

【卵巢・睪丸反應區】

位於雙腳腳跟外側，外側踝骨下方的三角形區域。

足部反應區位置

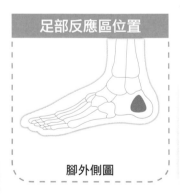

腳外側圖

【按摩棒按摩法】

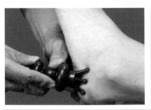

按摩棒沾油使用推法。

【徒手按摩法】

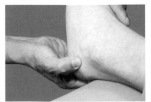

徒手使用扣壓法或推法。

緩解經期失調的穴道位置

有中極穴、關元穴、氣海穴、三陰交穴、湧泉穴、太衝穴、太谿穴、足三里穴、內關穴等穴道，在按壓穴道時停留5秒鐘，每個穴道各按摩1分鐘。

重點穴位

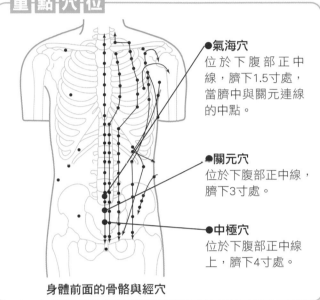

● 氣海穴
位於下腹部正中線，臍下1.5寸處，當臍中與關元連線的中點。

● 關元穴
位於下腹部正中線，臍下3寸處。

● 中極穴
位於下腹部正中線上，臍下4寸處。

身體前面的骨骼與經穴

Tips

注意事項

● 少吃寒涼、冰冷、含咖啡因的食物，如：西瓜、水梨、綠豆、橘子、綠豆芽、白蘿蔔、苦瓜、大白菜、冬瓜、番茄、蘑菇、紫菜、海帶、油炸食物等。

● 可多吃清淡的食物，如：豆漿、黃豆、黑豆、牛奶、可可、芝麻、木耳、銀耳、豬肉、牛肉、雞肉、魚肉、蘋果、芭樂、柳橙、葡萄、木瓜、櫻桃、棗子、胡蘿蔔、空心菜、菠菜、花椰菜、玉米。

足部反應區加強按摩

加強按摩大腦、頸部、頸椎、腰椎、胸椎、腹腔神經叢、骨盆腔內器官、脾、胃、大腸、小腸、陰道、輸卵管、腹部淋巴、軀幹淋巴、胸乳部、上身淋巴、胸管淋巴等反應區。

足體按摩症狀 **24**

青春不要痘

痤瘡一般俗稱青春痘，又叫做粉刺，是一種慢性毛囊皮脂腺發炎的疾病。青春期的男女在性荷蒙分泌增加下，分泌大量黏稠的皮脂所引起。容易在身上皮脂豐富、皮脂腺發達的部位發現粉刺，如臉部、胸部或和背部等處，大部分在青春期後可自癒。

《足部反應區按摩重點》
腦下垂體、甲狀腺、卵巢、睪丸、腎臟、肝臟。

【甲狀腺反應區】

位於雙腳腳底第1蹠骨與第2蹠骨之間的上緣，成 L 形的帶狀區域。

足部反應區位置

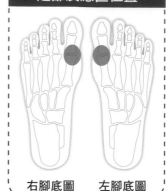

右腳底圖　　左腳底圖

【按摩棒按摩法】

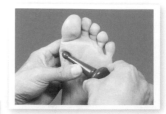

按摩棒沾油由下而上使用推法。

【徒手按摩法】

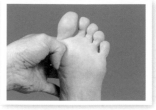

徒手使用扣壓法。

【腦下垂體反應區】

位於雙腳腳底大拇趾趾腹中間偏內側的深處。

足部反應區位置

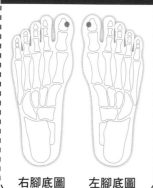

右腳底圖　　左腳底圖

【按摩棒按摩法】

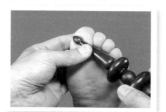

按摩棒不沾油使用滾法。

【徒手按摩法】

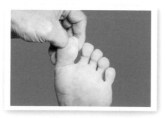

徒手使用扣壓法或推法。

【卵巢・睪丸反應區】

位於雙腳腳跟外側，外側踝骨下方的三角形區域。

足部反應區位置

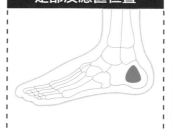

腳外側圖

【按摩棒按摩法】

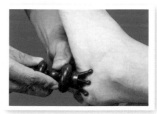

按摩棒沾油使用推法。

【徒手按摩法】

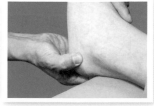

徒手使用扣壓法或推法。

【腎臟反應區】

位於雙腳腳掌第2蹠骨和第3蹠骨之間，在腳底上距離腳趾約三分之一位置的腳底中間凹陷處。

足部反應區位置

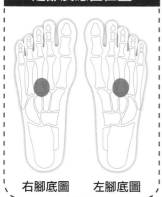

右腳底圖　　左腳底圖

【按摩棒按摩法】

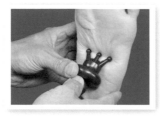

按摩棒使用扣拉法或推法。

【徒手按摩法】

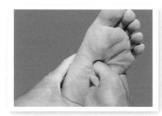

徒手使用扣拉或推法。

【肝臟反應區】

位於右腳腳底第2、3、4蹠骨和第5蹠骨之間，在肺的反應區下方。

足部反應區位置

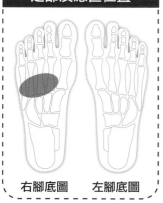

右腳底圖　　左腳底圖

【按摩棒按摩法】

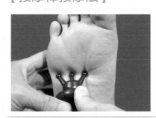

按摩棒使用扣拉法或推法。

【徒手按摩法】

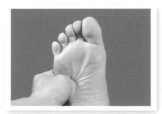

徒手使用扣壓法或推法。

緩解青春痘的穴道位置

有期門穴、中脘穴、石門穴、百會穴、攢竹穴、瞳子髎、印堂穴、合谷穴、魚際穴、少澤穴、三陰交穴、中府穴等，在按壓穴道時停留5秒鐘，每個穴道各按摩1分鐘。

重點穴位

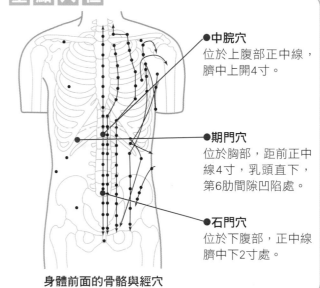

●中脘穴
位於上腹部正中線，臍中上開4寸。

●期門穴
位於胸部，距前正中線4寸，乳頭直下，第6肋間隙凹陷處。

●石門穴
位於下腹部，正中線臍中下2寸處。

身體前面的骨骼與經穴

Tips
注意事項

- 保持皮膚清潔、清爽乾淨，尤其是面部和手部，不可擠壓痤瘡，避免感染。
- 保持情緒穩定，避免情緒暴起暴落。
- 生活起居正常，少吃辛辣、油膩、糖類、刺激性的食物。
- 少食或忌食肥膩、甘甜、油炸食品，對動物類脂肪應節制。

足部反應區加強按摩

加強按摩腦下垂體、甲狀腺、副甲狀腺、腎上腺、卵巢、睪丸、腎臟、輸尿管、膀胱、胃、小腸、大腸、脾臟、肝臟、上身淋巴、胸管淋巴、腹部淋巴、軀幹淋巴等反應區。

足體按摩症狀 **25**
青春美膚

黃帝內經《上古天真論》記載：『女子七歲。腎氣盛，齒更髮長；二七而天癸至，任脈通，太衝脈盛，月事以時下，故有子；三七，腎氣平均，故真牙生而長極；四七，筋骨堅，髮長極，身體盛壯；五七，陽明脈衰，面始焦，髮始墮；六七，三陽脈衰於上，面皆焦，髮始白；七七，任脈虛，太衝脈衰少，天癸竭，地道不通，故形壞而無子也。』其中「五七，陽明脈衰，面始焦，髮始墮」是青春的轉折點，從這個時點女性開始加速老化，身材逐漸臃腫，皮膚失去光澤和彈性，皺紋、斑點、白髮開始出現。

●●●●●●●●●●●●●●●●●●●●●●●●●●●

《足部反應區按摩重點》
腎臟、肺臟、脾臟、大腸、心臟。

【肺臟反應區】

位於雙腳腳底第2、3、4、5蹠骨的上半段和斜方肌反應區下方，所圍成的區域。

【按摩棒按摩法】

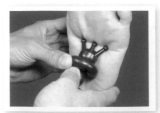

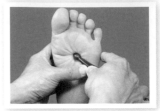

按摩棒使用扣拉法或推法。

足部反應區位置

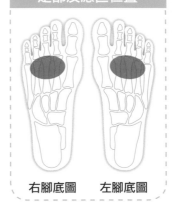

右腳底圖　　左腳底圖

【腎臟反應區】

位於雙腳腳掌第2蹠骨和第3蹠骨之間，在腳底上距離腳趾約三分之一位置的腳底中間凹陷處。

【按摩棒按摩法】

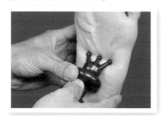

按摩棒使用扣拉法或推法。

【徒手按摩法】

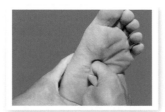

徒手使用扣拉或推法。

足部反應區位置

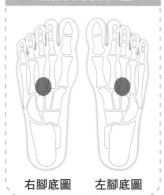

右腳底圖　　左腳底圖

【脾臟反應區】

位於左腳腳底第4蹠骨下方，在心臟反應區的下方。

【按摩棒按摩法】

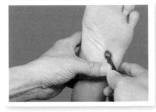

按摩棒使用扣拉法或推法。

【徒手按摩法】

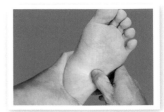

徒手使用扣拉或推法。

足部反應區位置

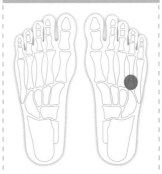

右腳底圖　　左腳底圖

【大腸反應區】

大腸由上行結腸、橫行結腸、下行結腸、乙狀結腸和直腸共同組成。

足部反應區位置

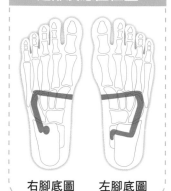

右腳底圖　左腳底圖

【按摩棒按摩法】

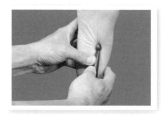

按摩棒使用扣拉法或推法。

【徒手按摩法】

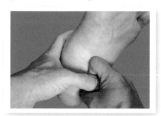

徒手使用扣壓法或推法。

【心臟反應區】

位於左腳腳底第4蹠骨和第5蹠骨之間，在肺反應區下方。

足部反應區位置

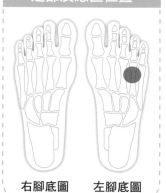

右腳底圖　左腳底圖

【按摩棒按摩法】

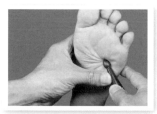

按摩棒使用點壓法或推法。

【徒手按摩法】

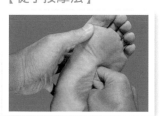

徒手使用扣壓法或點壓法或推法。

青春美膚的穴道位置

有三陰交穴、足三里穴、合谷穴、犢鼻穴、湧泉穴、絲竹空穴等，在按壓穴道時停留5秒鐘，每個穴道各按摩1分鐘。

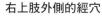

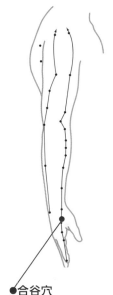

右上肢外側的經穴

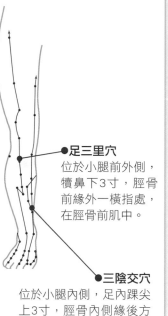

右下肢前面的經穴

●足三里穴
位於小腿前外側，犢鼻下3寸，脛骨前緣外一橫指處，在脛骨前肌中。

●合谷穴
位於手背第1至2掌骨間，第2掌骨橈側的中點處。

●三陰交穴
位於小腿內側，足內踝尖上3寸，脛骨內側緣後方凹陷處。

●三陰交穴

功效：補脾土、助運化、通氣滯、疏下焦、調血室精宮、袪經絡風濕。

●合谷穴

功效：疏散風邪、開關通竅、清泄肺氣、和胃通腸、調經引產。

足部反應區加強按摩

加強按摩腎臟、大腦、腦下垂體、卵巢睪丸、肝臟、胃、胸腺、胸乳部、上身淋巴、下身淋巴、肺臟、心臟、脾臟、小腸、大腸等。

足體按摩症狀 26

健美胸部

有豐滿、彈性的胸部，就充滿無限的魅力，也代表女性具備了生養下一代的能力。堅挺、豐滿的胸部，可以吸引男人的目光。

胸部是由肌肉和脂肪組成的，當女性逐漸年長時，鬆弛的肌肉組織會使胸部下垂，血液循環不良會使乳腺萎縮和皮下脂肪流失，胸部變得鬆弛粗糙。

《足部反應區按摩重點》
頸椎、胸椎、胸乳部、卵巢、胸腺淋巴。

【胸椎反應區】

位於雙腳足弓內側，沿第1蹠骨內側至第1楔骨關節止。

足部反應區位置

腳內側圖

【按摩棒按摩法】

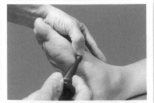

按摩棒沾油順著骨縫使用推法。

【徒手按摩法】

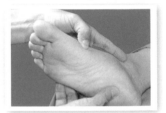

徒手沾油使用推法。

【頸椎反應區】

位於雙腳腳拇趾第2節趾骨內側區域至第1蹠骨頭止。

足部反應區位置

腳內側圖

【按摩棒按摩法】

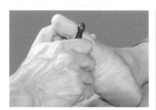

按摩棒使用扣拉法（初學勿使用此手法）。

【徒手按摩法】

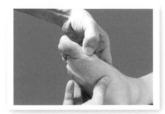

徒手順著骨縫使用推法或摳拉法。

【胸、乳部反應區】

位於雙腳腳背第2蹠骨、第3蹠骨和第4蹠骨所形成的橢圓形區域。

足部反應區位置

腳背圖

【按摩棒按摩法】

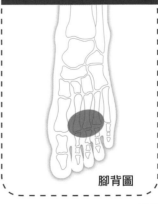

按摩棒沾油使用推法。

【徒手按摩法】

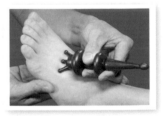

徒手使用推法。

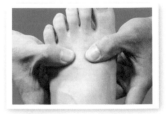

【卵巢・睪丸反應區】

位於雙腳腳跟外側,外側踝骨下方的三角形區域。

足部反應區位置

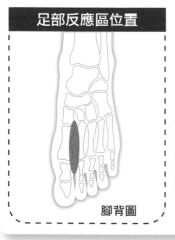

腳外側圖

【按摩棒按摩法】

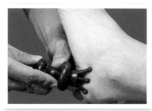

按摩棒沾油使用推法。

【徒手按摩法】

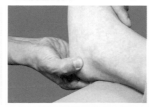

徒手使用扣壓法或推法。

【胸腺淋巴反應區】

位於雙腳腳背第1蹠骨和第2蹠骨兩骨頭間的隙縫處,成帶狀反應區。

足部反應區位置

腳背圖

【按摩棒按摩法】

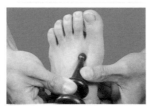

按摩棒沾油使用推法。

【徒手按摩法】

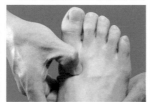

徒手使用推法。

健美胸部的穴道位置

按摩大巨穴、膻中穴、乳中穴、乳根穴、上脘穴、中脘穴、屋翳穴、膺窗穴、中府穴、大包穴等穴道,可以刺激乳腺生長的荷爾蒙和卵巢荷爾蒙。按摩時緩緩吐氣,用力按壓約5秒鐘,可以多按壓幾次。在胸部四周用手輕按,或畫圓形的按摩也很有效。

重點穴位

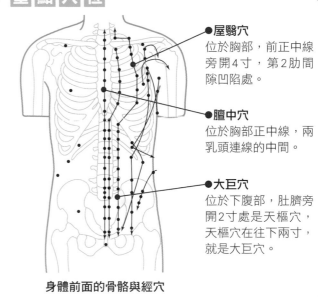

● 屋翳穴
位於胸部,前正中線旁開4寸,第2肋間隙凹陷處。

● 膻中穴
位於胸部正中線,兩乳頭連線的中間。

● 大巨穴
位於下腹部,肚臍旁開2寸處是天樞穴,天樞穴在往下兩寸,就是大巨穴。

身體前面的骨骼與經穴

Tips

注意事項

● 足夠的蛋白質可以幫助胸部肌肉成長,維持肌肉彈性。
● 補充魚、肉、蛋、奶、堅果等含有豐富蛋白質的食物,對健胸、豐滿很有幫助。
● 補充含有維生素A、B、C、E、卵磷脂等維生素可以幫助女性荷爾蒙的合成,防止胸部變形、萎縮。

足部反應區加強按摩

加強按摩頸椎、胸椎、胸乳部、卵巢、胸腺、腦下垂體、甲狀腺、斜方肌、胃、脾等反應區。

足體按摩症狀 27

苗條下半身

長時間站立或長時間坐著不動的人,很容易發生下肢踝部和足部腫脹的水腫現象。水腫即水分積聚滯留在體內無法順利排出,導致局部組織腫脹。飲食過鹹,攝取過多的鹽分也會腿部浮腫現象。

《足部反應區按摩重點》
腎臟、腎上腺、肝臟、肺臟、心臟。

【腎上腺反應區】

位於腳底第2蹠骨、第3蹠骨之間,腳底三分之一處,腳掌肌肉人字形交叉點中央凹陷處的頂端。

足部反應區位置

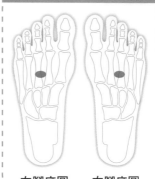

右腳底圖　　左腳底圖

【按摩棒按摩法】

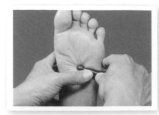

按摩棒使用點壓法或推法。

【徒手按摩法】

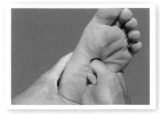

徒手使用定點點壓法或推法。

【腎臟反應區】

位於雙腳腳掌第2蹠骨和第3蹠骨之間,在腳底上距離腳趾約三分之一位置的腳底中間凹陷處。

足部反應區位置

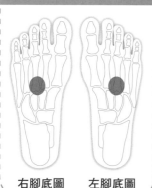

右腳底圖　　左腳底圖

【按摩棒按摩法】

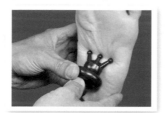

按摩棒使用扣拉法或推法。

【徒手按摩法】

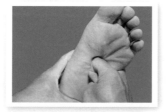

徒手使用扣拉或推法。

【肝臟反應區】

位於右腳腳底第2、3、4蹠骨和第5蹠骨之間,在肺的反應區下方。

足部反應區位置

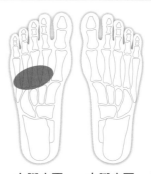

右腳底圖　　左腳底圖

【按摩棒按摩法】

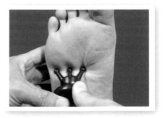

按摩棒使用扣拉法或推法。

【徒手按摩法】

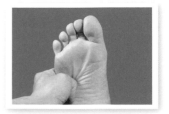

徒手使用扣壓法或推法。

【肺臟反應區】

位於雙腳腳底第2、3、4、5蹠骨的上半段和斜方肌反應區下方，所圍成的區域。

足部反應區位置

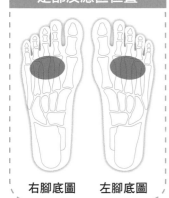

右腳底圖　左腳底圖

【按摩棒按摩法】

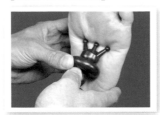

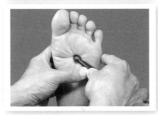

按摩棒使用扣拉法或推法。

【心臟反應區】

位於左腳腳底第4蹠骨和第5蹠骨之間，在肺反應區下方。

足部反應區位置

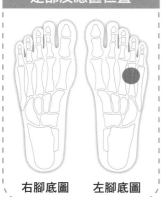

右腳底圖　左腳底圖

【按摩棒按摩法】

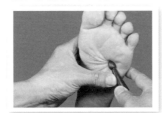

按摩棒使用點壓法或推法。

【徒手按摩法】

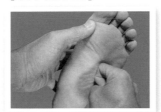

徒手使用扣壓法或點壓法或推法。

苗條下半身的穴道位置

有風市穴、伏兔穴、足三里穴、豐隆穴、太衝穴、殷門穴、委中穴、承筋穴、承山穴、三陰交穴、血海穴等穴道，在按壓穴道時停留5秒鐘，每個穴道各按摩1分鐘。

重點穴位

●風市穴
位於股外側面正中線上，膕橫紋上七寸處。

●伏兔穴
位於大腿前面，髕底上6寸處，在股直肌肌腹中。

●足三里穴
位於小腿前外側，犢鼻下3寸，脛骨前緣外一橫指處，在脛骨前肌中。

右下肢內側的經穴

Tips

注意事項

● 攝取新鮮的蔬菜水果，清淡飲食，不要吃含鹽分太高的食物。
● 在工作繁忙時安排一點點時間做抬腿運動和足腹按摩，抒解身心壓力。

足部反應區加強按摩

加強按摩腎臟、腎上腺、輸尿管、膀胱、尿道、心臟、肝臟、脾臟、肺臟、副甲狀腺、大腸、上身淋巴、胸腺淋巴、腹部淋巴、軀幹淋巴等反應區。

足體按摩症狀 **28**

小蠻腰

女人的細腰可說是性感的象徵，身體優美的曲線不僅吸引男人的目光，也說明了這個女人擁有健康的身體。腰部臃腫肥胖的女性，很難將漂亮的衣服穿在身上。腹部、腰部是最容易堆積脂肪的部位，又是平常很少活動的部位。只要能正確掌握足腹按摩的反應區，適當的刺激足、腹、腰、背部的經絡穴道和肌肉，就能逐步消除贅肉，平坦小腹，緊實肌肉，可以充滿信心的穿上平常的不敢穿的露臍裝。

• •

《足部反應區按摩重點》
直腸、肛門、甲狀腺、腰椎、薦椎、大腸。

【甲狀腺反應區】

位於雙腳腳底第1蹠骨與第2蹠骨之間的上緣，成L型的帶狀區域。

足部反應區位置

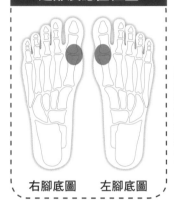

右腳底圖　　左腳底圖

【按摩棒按摩法】

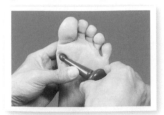

按摩棒沾油由下而上使用推法。

【徒手按摩法】

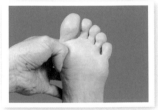

徒手使用扣壓法。

【直腸·肛門反應區】

位於左腳腳底跟骨上部，乙狀結腸反應區的下方成條狀區域。

足部反應區位置

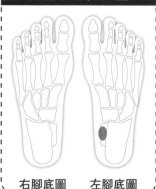

右腳底圖　　左腳底圖

【按摩棒按摩法】

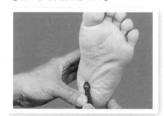

按摩棒使用點壓法或推法。

【徒手按摩法】

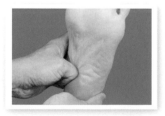

徒手使用點壓法或扣壓法。

【腰椎反應區】

位於雙腳足弓內側，沿第1楔骨至舟骨側緣止。

足部反應區位置

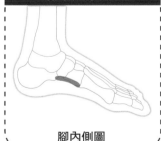

腳內側圖

【按摩棒按摩法】

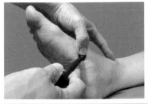

按摩棒沾油順著骨縫使用推法。

【徒手按摩法】

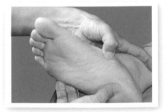

徒手沾油使用推法。

【薦椎反應區】

位於雙腳足弓內側，沿距骨下方到跟骨止。

足部反應區位置

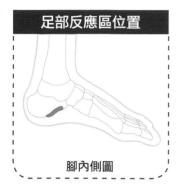

腳內側圖

【按摩棒按摩法】

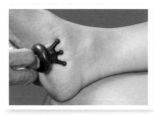

按摩棒使用推法。

【徒手按摩法】

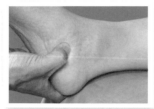

徒手使用推法。

【大腸反應區】

大腸由上行結腸、橫行結腸、下行結腸、乙狀結腸和直腸共同組成。

足部反應區位置

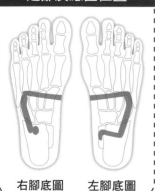

右腳底圖　　左腳底圖

【按摩棒按摩法】

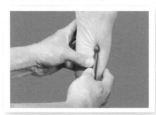

按摩棒使用扣拉法或推法。

【徒手按摩法】

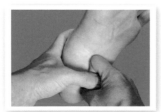

徒手使用扣壓法或推法。

小蠻腰的穴道位置

有中脘穴、水分穴、氣海穴、關元穴、水道穴、天樞穴、腹結穴、帶脈穴、京門穴、合谷穴、志室穴等，在按壓穴道時停留5秒鐘，每個穴道各按摩1分鐘。

重點穴位

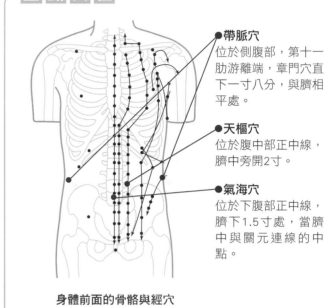

帶脈穴
位於側腹部，第十一肋游離端，章門穴直下一寸八分，與臍相平處。

天樞穴
位於腹中部正中線，臍中旁開2寸。

氣海穴
位於下腹部正中線，臍下1.5寸處，當臍中與關元連線的中點。

身體前面的骨骼與經穴

Tips

注意事項

● 仰臥起坐運動可以強化腹肌肌力。

● 聰明飲食，注意熱量攝取。不吃甜點和宵夜。

足部反應區加強按摩

加強按摩腦下垂體、胃、十二指腸、小腸、大腸、脾臟、胰臟、腎臟、腎上腺、甲狀腺、肝臟、直腸、肛門等反應區。

足體按摩症狀 **29**
豐胸

女性的乳房是由乳腺組織、脂肪組織和胸大肌組成的，只要在這三個層面運用按摩的方法，任何人都可以向太平公主說再見，擁有高聳堅挺的高峰。乳腺組織成長增生主要受內分泌的影響，脂肪組織可以用按摩的方法使其集中托高，肌肉組織也可以透過按摩讓其緊繃有彈性。乳房是寶貴的，象徵母性的力量，也是兩性和諧美滿的關鍵。

《足部反應區按摩重點》
胸、乳部、腦下垂體、腎上腺、脾臟、睪丸、卵巢。

【腦下垂體反應區】

位於雙腳腳底大拇趾趾腹中間偏內側的深處。

足部反應區位置

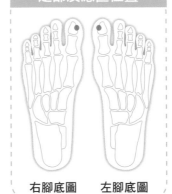

右腳底圖　　左腳底圖

【按摩棒按摩法】

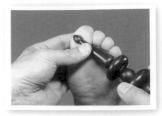

按摩棒不沾油使用滾法。

【徒手按摩法】

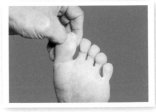

徒手使用扣壓法或推法。

【胸·乳部反應區】

位於雙腳腳背第2蹠骨、第3蹠骨和第4蹠骨所形成的橢圓形區域。

足部反應區位置

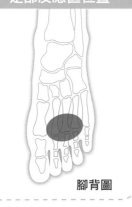

腳背圖

【按摩棒按摩法】

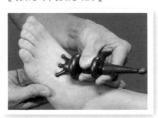

按摩棒沾油使用推法。

【徒手按摩法】

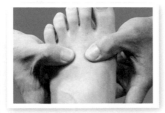

徒手使用推法。

【腎上腺反應區】

位於腳底第2蹠骨、第3蹠骨之間，腳底三分之一處，腳掌肌肉人字形交叉點中央凹陷處的頂端。

足部反應區位置

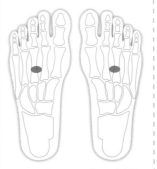

右腳底圖　　左腳底圖

【按摩棒按摩法】

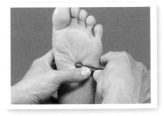

按摩棒使用點壓法或推法。

【徒手按摩法】

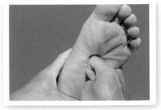

徒手使用定點點壓法或推法。

【脾臟反應區】

位於左腳腳底第4蹠骨下方，在心臟反應區的下方。

足部反應區位置

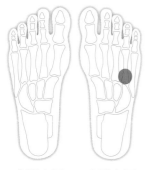

右腳底圖　左腳底圖

【按摩棒按摩法】

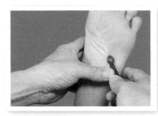

按摩棒使用扣拉法或推法。

【徒手按摩法】

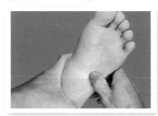

徒手使用扣拉法或推法。

【卵巢・睪丸 反應區】

位於雙腳腳跟外側，外側踝骨下方的三角形區域。

足部反應區位置

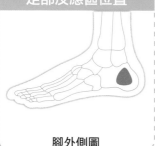

腳外側圖

【按摩棒按摩法】

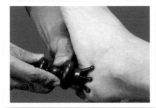

按摩棒沾油使用推法。

【徒手按摩法】

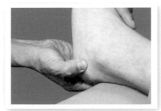

徒手使用扣壓法或推法。

豐胸的穴道位置

有屋翳穴、中府穴、膺窗穴、乳根穴、膻中穴、大包穴、足三里穴、三陰交穴、合谷穴、肩井穴、天宗穴等，在按壓穴道時停留5秒鐘，每個穴道各按摩1分鐘。

重點穴位

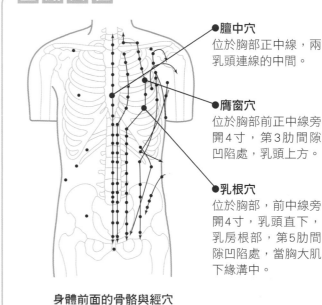

●膻中穴
位於胸部正中線，兩乳頭連線的中間。

●膺窗穴
位於胸部前正中線旁開4寸，第3肋間隙凹陷處，乳頭上方。

●乳根穴
位於胸部，前中線旁開4寸，乳頭直下，乳房根部，第5肋間隙凹陷處，當胸大肌下緣溝中。

身體前面的骨骼與經穴

●膻中穴
功效：利氣，寬胸，催乳。
●膺窗穴
功效：理氣、通乳。
●乳根穴
功效：理氣、降逆、通乳。

足部反應區加強按摩

加強按摩胸乳部、胃、腦下垂體、甲狀腺、副甲狀腺、腎上腺、腎臟、脾臟、肝臟、卵巢、子宮、輸卵管等反應區。

經絡圖

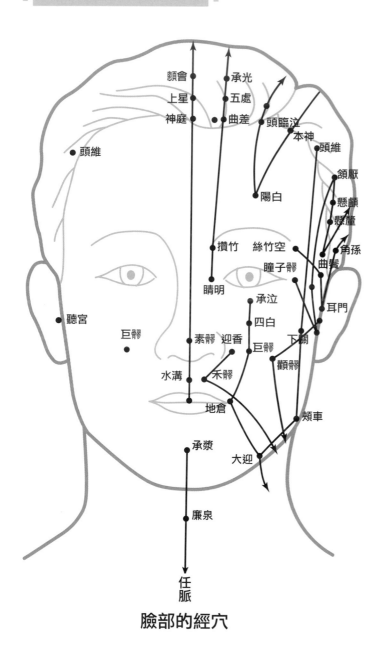

臉部的經穴

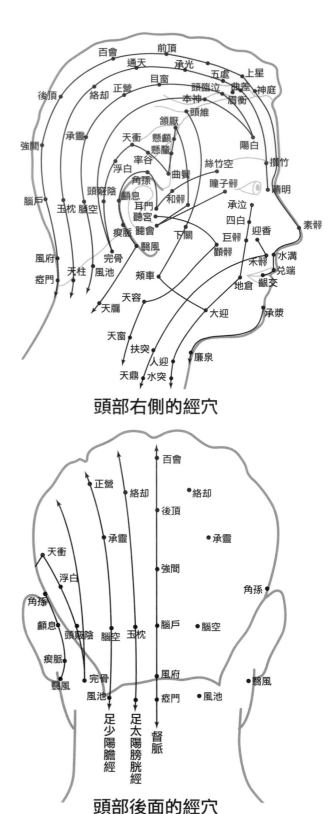

頭部右側的經穴

頭部後面的經穴

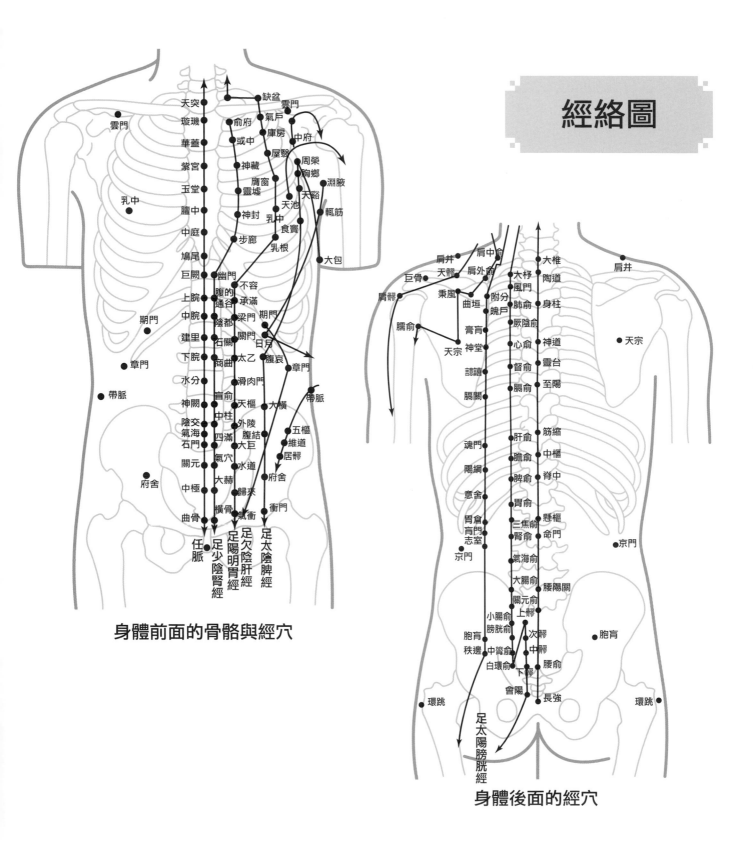

經絡圖

身體前面的骨骼與經穴

身體後面的經穴

經絡圖

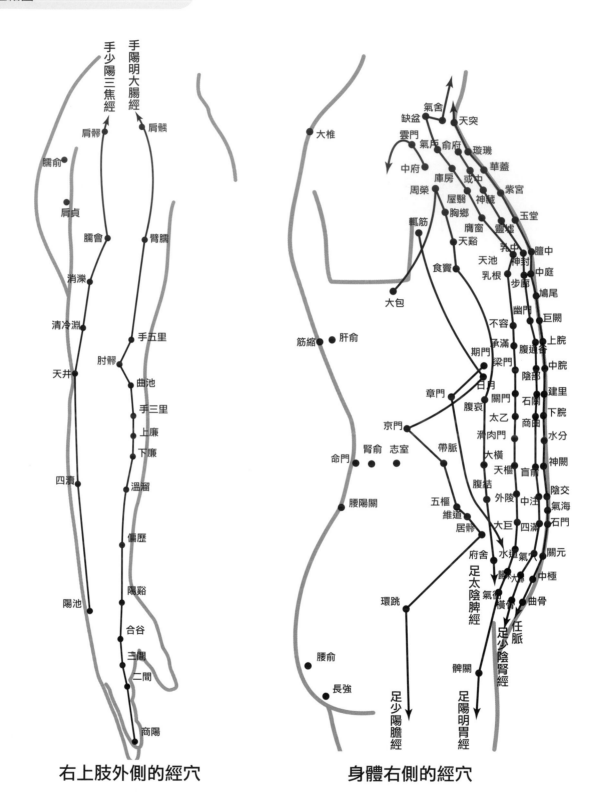

右上肢外側的經穴

身體右側的經穴

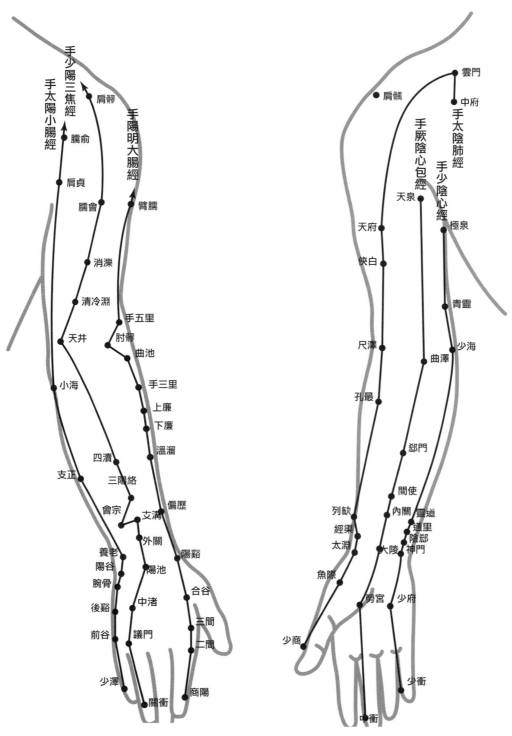

右上肢後面的經穴

右上肢前面的經穴

153

經絡圖

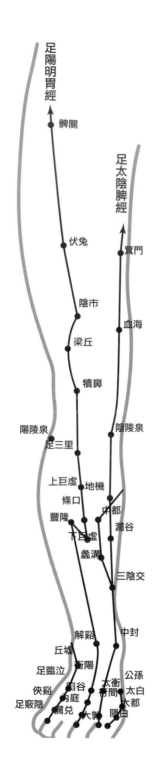

右下肢前面的經穴

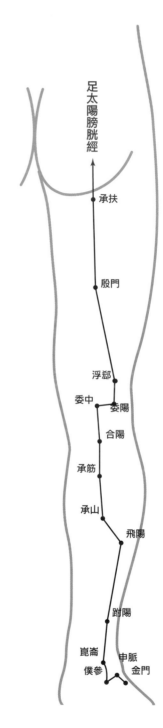

右下肢後面的經穴

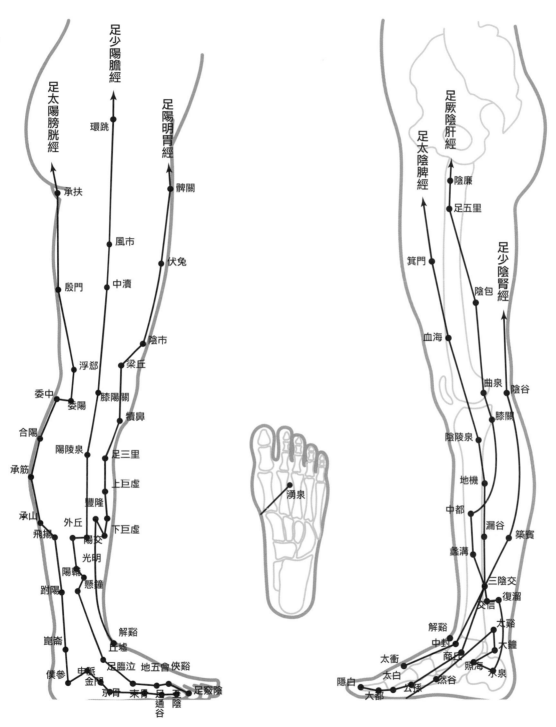

足太陽膀胱經

足少陽膽經

足陽明胃經

環跳

承扶

風市

髀關

中瀆

伏兔

殷門

陰市

浮郄

梁丘

委中

膝陽關

委陽

犢鼻

合陽

陽陵泉

足三里

承筋

上巨虛

豐隆

下巨虛

承山

外丘

飛揚

陽交

光明

陽輔

懸鐘

跗陽

解谿

崑崙

丘墟

僕參

申脈

足臨泣

金門

地五會 俠谿

京骨 束骨 足 竅 陰

通谷

足竅陰

湧泉

足厥陰肝經

足太陰脾經

陰廉

足五里

箕門

陰包

足少陰腎經

血海

曲泉 陰谷

膝關

陰陵泉

地機

中都

漏谷

築賓

蠡溝

三陰交

復溜

交信

解谿

太谿

中封

大鐘

商丘

太衝

照海

水泉

太白

然谷

隱白

公孫

大都

右下肢外側的經穴

右下肢內側的經穴

國家圖書館出版品預行編目資料

完全圖解‧奇效足部按摩：按出體內自癒力！疼痛
立即消！/ 李宏義作. -- 三版. -- 新北市：養沛文化
館出版：雅書堂文化發行, 2018.05
　　面；　公分. -- (SMART LIVING養身健康觀；38)
ISBN 978-986-5665-57-9(平裝)

1.按摩 2.穴位療法 3.腳

413.92　　　　　　　　　　　　　107005699

【養身健康觀】38

完全圖解‧奇效足部按摩

按出體內自癒力！疼痛立即消！（火紅熱銷版）

作　　者／李宏義
發 行 人／詹慶和
總 編 輯／蔡麗玲
執行編輯／李宛真
編　　輯／蔡毓玲‧劉蕙寧‧黃璟安‧陳姿伶
封面設計／陳麗娜
版面排版／吳靜宜
美編設計／周盈汝‧韓欣恬
模 特 兒／林欣亞‧張育笠
出 版 者／養沛文化館
發 行 者／雅書堂文化事業有限公司
郵政劃撥帳號／18225950
戶　　名／雅書堂文化事業有限公司
地　　址／新北市板橋區板新路206號3樓
電子信箱／elegant.books@msa.hinet.net
電　　話／(02)8952-4078
傳　　真／(02)8952-4084

2018年5月三版一刷　定價380元

經銷／易可數位行銷股份有限公司
地址／新北市新店區寶橋路235巷6弄3號5樓
電話／(02)8911-0825
傳真／(02)8911-0801

現在不養生，老來養醫生

市面上有許多關於醫療保健、腳底按摩、穴道按摩、經絡調理、瑜珈伸展、芳香精油等等的養生書，其中有些觀點或按摩方法有很獨到的見解，仔細閱讀後會發現內容言之有理，除非是專業人員，否則很難弄明白，記清楚，在執行上或操作上，讀者常常無法做確實或是沒有時間、沒有耐心，導致從頭到尾養生保健一場空。

「懶人棒，輕鬆按」即是針對上述的缺點，提出解決辦法。有醫理、有方法，卻不用記位置，不需背穴道，只要用懶人棒在身體不舒服的關鍵地方，壓一壓、按一按、刮一刮、滾一滾，即可快速啟動身體的自癒力，讓身體自己進行修復的動作。易學、易用的「懶人棒」在養生保健上，可將病邪和人體代謝廢物迅速從身體排除，是一種既簡單、省時、省錢又方便的好方法。

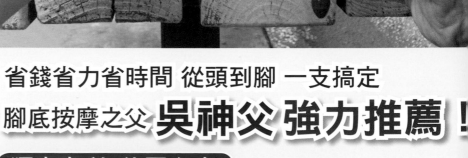

省錢省力省時間 從頭到腳 一支搞定
腳底按摩之父 **吳神父 強力推薦！**

獨家專利　仿冒必究

懶人棒是三合一多功能按摩棒，
從頭到腳一支搞定，是你全家健康必備的好幫手！

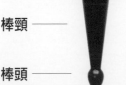

刮痧棒 —

大球腳底按摩球 —

小球腳底按摩球 —

棒頸 ——

棒頭 ——

產地：台灣
材質：PE(無毒)

訂購專線：(02) 8258-4135
手　　機：0933-033-250
郵政劃撥帳號：19565541（戶名：李宏義）